DE

L'ÉTAT DE NOS CONNAISSANCES

SUR

L'AFFECTION OURLIENNE

OU OREILLONS

PAR

Camille PINET,
Docteur en médecine de la Faculté de Paris,
Médecin Stagiaire au Val-de-Grâce.

PARIS
V. ADRIEN DELAHAYE ET Cie, LIBRAIRES-ÉDITEURS
PLACE DE L'ÉCOLE-DE-MÉDECINE.

1878

DE

L'ÉTAT DE NOS CONNAISSANCES

SUR

L'AFFECTION OURLIENNE

OU OREILLONS

PAR

Le Dr Camille PINET,
Médecin Stagiaire au Val-de-Grâce.

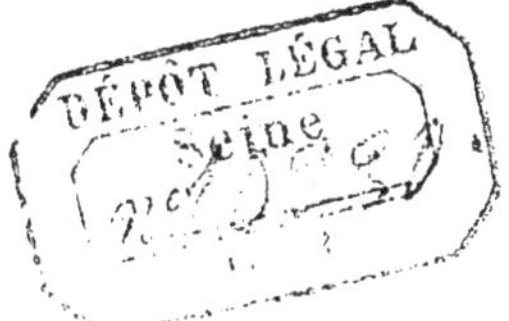

PARIS
V. ADRIEN DELAHAYE ET Cie, LIBRAIRES-EDITEURS
PLACE DE L'ÉCOLE-DE-MÉDECINE.

1878

A MA GRAND'MÈRE

A MON PÈRE ET A MA MÈRE

A MES ONCLES

A MES AMIS

A MON PRÉSIDENT DE THÈSE

M. LE PROFESSEUR VULPIAN

DE

L'ÉTAT DE NOS CONNAISSANCES

SUR

L'AFFECTION OURLIENNE OU OREILLONS

CHAPITRE PREMIER.

HISTORIQUE ET SYNONYMIE.

Historique. — La plus ancienne description d'oreillons est celle que nous a laissée Hippocrate, dans son livre Ier des Epidémies. Il en indique avec une précision vraiment remarquable tous les caractères; l'orchite ourlienne même ne lui a pas échappé.

Puis, vient une période plus longue dans laquelle on ne cite aucun cas de l'affection ourlienne, et il faut aller jusqu'à Orestus, qui rapporte une épidémie sévissant en 1576.

Viennent ensuite les petites épidémies décrites plus tard par Tozzetti et Laghi (1752 et 1753).

Hamilton, cité par Ozanam, dans le tome II de ses maladies épidémiques(Paris, 1817), a décrit deux épidémies qui eurent lieu en Ecosse, à Linn (1758) et à Edimbourg (1761). La maladie porta principalement sur les garnisons. Le premier, il mentionne l'atrophie testiculaire consécutive.

Mangor, le premier, en 1772, proclame la contagiosité de l'affection.

Enfin, en 1782, Pratolongo, à propos de l'épidémie de Gênes, pose à Borsieri cette question, qui resta fameuse : « Croyez-vous qu'on puisse mettre cette maladie au rang des fièvres éruptives ? »

Deux médecins de Gœttingen, Jacobus, en 1796, Kropp, en 1799, publient chacun un travail sur les oreillons.

Enfin, depuis 1848, moment où M. le médecin-inspecteur des armées L. Laveran (dans ses considérations sur le Scorbut) décrit une épidémie mixte d'oreillons, de scorbut et de diphthérie, de nombreux travaux se succèdent.

Cruveilhier, Longet, Villermay, Graves, Baillarger, Trousseau, Virchow décrivent cette affection. En 1854, Meynet, de Lyon, rapporte 2 observations d'oreillons (suivis de métastase sur les ovaires). Spire avait déjà insisté, en 1850, sur l'orchite métastatique des oreillons.

Rizet, en 1866, décrit la petite épidémie d'Arras, qui frappa également la population civile et militaire ; il rapporte un cas d'orchite ourlienne double, sans oreillons, et deux cas de mammite chez l'homme. Trois ans plus tard, en 1869, Carpentier, dans sa thèse inaugurale insiste surtout sur ce fait, que la parotide doit être considérée comme une maladie générale et éruptive.

En 1873, M. Bouchut, dans la *Gazette des Hôpitaux*, publie un travail sur les oreillons et leur nature. L'Ecole de Médecine de 1874 rapporte des leçons de Béhier sur l'affection qui nous occupe. En 1877, M. Gailhard, médecin de Marine, soutient une longue thèse sur la nature des oreillons, devant la Faculté de Montpellier. M. Lereboullet, professeur agrégé au Val-de-Grâce, décrit, dans la *Gazette hebdomadaire* d'août 1877, plusieurs cas de gynécomastie consécutive à une atrophie du testicule, d'originie ourlienne.

En dernier lieu, M. Laveran, professeur-agrégé au Val-de-Grâce, en 1878, dans l'*Union Médicale*, s'étend particulièrement sur l'orchite ourlienne et sur la prophylaxie des oreillons.

Synonymie. — La maladie dont nous traitons, porte différents noms, variables suivants les pays, suivant les régions d'un même pays, variables aussi suivant les auteurs : synonymie trop riche pour que nous la reproduisions ici tout entière.

En France, elle porte le nom d'oreillons, d'Ourles; cette dernière appellation est beaucoup plus fréquemment employée en Suisse que chez nous. En Bourgogne et dans le Morvan, on l'appelle Giffles; Gales, dans le Midi; Cornudes, plus spécialement en Provence. A l'Ile Maurice, c'est le Mal de mouton.

En Angleterre, elle prend le nom de Mumps; ceux de Feifelnn, de Bawervetzel, en Allemagne : en Italie, ceux de Gattoni et Orecchioni.

Dans les différents auteurs, on voit les oreillons ainsi désignés : Sauvages l'appelle Catarrhus bellinsolanus : Cullen et Mangor lui donnent le nom de Cynanchea parotidea; Lieutaud l'appelle Fausse angine, Groffier, Parotides simples : Bégin, Parotide ou Parotidite : J. Franck, Angina maxillaris.

Pour Littré, Robin, Jaccoud, c'est la Parotidite idiopathique (spontanée ou primitive), qu'ils opposent à l'inflammation vraie de la glande, inflammation qu'on observe dans le déclin des fièvres graves, comme le typhus, scorbut, etc., et qu'ils appellent parotidique symptomatique on secondaire.

Dans ces derniers temps, on a proposé d'appeler cette affection fièvre oreillaire, néologisme qui répond peut-être mieux aux doctrines en faveur aujourd'hui, sur la nature des oreillons ; mais, cet avantage qu'il peut avoir « ne compense pas l'inconvénient qu'il y aurait à abandonner une dénomination, consacrée par l'usage, et sur laquelle tout le monde s'entend. » (Art. Oreillons. Nouv. Dict. de Méd. et de Chirurg. pratiques)

CHAPITRE II.

RELATION DES DIVERSES ÉPIDÉMIES.

Obs. I. — Comme nous l'avons dit dans notre historique, c'est à Hippocrate que nous devons la première observation d'épidémie d'oreillons. Nous empruntons à la traduction de Daremberg ce remarquable passage :

« Il survint des tumeurs aux oreilles, d'un seul côté, « chez le plus grand nombre. Les malades étaient sans « fièvre et restaient levés. Il y en eut cependant quel- « ques-uns qui ressentirent une légère chaleur ; chez « tous, ces tumeurs disparurent sans accident. Aucune « ne suppura, comme il arrive pour les tumeurs pro- « duites par d'autres causes occasionnelles. Quant à « leur forme, elles étaient molles, volumineuses, dif-

« fuses, sans phlegmasie, indolentes. Chez tous, elles « disparurent sans signes critiques. Elles se formèrent « chez les adolescents, chez les gens à la fleur de l'âge; « et, parmi ces derniers, chez presque tous ceux qui « fréquentaient la palestre et les gymnases. Elles se « montrèrent rarement chez les femmes. — Chez un « grand nombre, il y eut des toux sèches, des toux sans « expectoration, et la voix rauque. Chez les uns, immé- « diatement, chez les autres, après quelque temps, il « survenait des phlegmasies douloureuses aux testicu- « les, d'un côté seulement, ou des deux à la fois. — « Chez les uns, il y eut des fièvres, chez les autres, il « n'y en eut pas. Ces accidents étaient, pour la plupart, « très-douloureux. Du reste, les malades n'avaient pas « besoin de recourir aux soins que l'on rcçoit dans l'of- « ficine. »

Obs. II. — *Epidémie de Bologne* (1753). — Thomas Laghi rapporte l'observation suivante d'une épidémie d'oreillons qui éclata à Bologne, en 1753. (Commentaires de Bologne, tome V.)

« A la fin de 1752, il y eut des fièvres pétéchiales et « des varioles très-meurtrières; ces dernières furent « confluentes en octobre et en novembre. Elles dispa- « rurent en hiver, pour faire place à une autre épidé- « mie, de courte durée : elle consistait en une tuméfac- « tion des parotides, qui devenait un peu rénitente au « contact, avec tension et douleur; les glandes du cou « et les maxillaires étaient souvent aussi affectées, de « même que les amygdales.

« Le plus souvent, les parotides étaient de couleur « naturelle. Cependant, dans des cas, elle se couvraient « d'une légère rougeur. Les deux côtés étaient rare-

« ment attaqués à la fois : mais, l'affection morbifique « se portait plus fréquemment d'un côté à l'autre : « tous les malades guérirent.

« Les parotides venant à se tuméfier dès le début de « la maladie, le scrotum, chez les hommes, venait aussi « à se gonfler : il n'y avait le plus souvent qu'un seul « testicule de pris ; jamais les tumeurs ne passaient à « l'état de suppuration. L'affection ne se porta jamais « sur le testicule des enfants impuberts : les vieillards « ne furent point attaqués ; les femmes y furent beau- « coup moins sujettes. Quelques-unes, outre les paro- « tides, éprouvèrent des douleurs dans les lombes et au « pubis, comme à l'approche des règles, qui, dans « cette circonstance, anticipèrent sur l'époque de leur « apparition. »

Ozanam, dans son traité des maladies épidémiques (tome II), publie ces deux observations.

Obs. III. — L'automne de 1714 fut constamment pluvieux en Istrie ; l'hiver s'annonça par une température froide et humide. A cette époque, les oreillons régnèrent épidémiquement sur toute la province. La maladie s'aggrava avec la progression du froid. On observa chez les garçons, que, vers le septième jour, les testicules se tuméfiaient, surtout celui du côté où la parotide était le plus engorgée, ou de celui où l'engorgement avait commencé.

Obs. IV. — A Florence, en 1750, dans l'hiver, il sévit une violente épidémie d'angine aqueuse squirrheuse et d'oreillons, surtout chez les enfants, chez lesquels il survint, par métastase, des tumeurs aux testicules, mais qui passèrent aisément à la résolution.

(Obs V.) — *Épidémie d'Édimbourg.* (1761). — Hamilton observa en 1761 une épidémie qui frappa particulièrement à Édimbourg les soldats de la garnison. Après quelques symptômes généraux, frissons, fièvres, douleurs vagues vers l'une des articulations de la mâchoire inférieure, ou même vers toutes les deux, dès le second jour se manifestait un gonflement qui intéressait les parotides et les parties voisines ; rarement il y avait changement de couleur à la peau. La tuméfaction s'étendait aux glandes salivaires du cou et au tissu cellulaire ; les parotides très-enflées deviennent dures. Ordinairement, la maladie s'arrêtait à ce point : le sixième jour, la maladie était jugée, mais neuf fois, vers le quatrième jour, la tumeur s'affaissait subitement, et alors, un des testicules, ou tous les deux à la fois, se tuméfiaient à leur tour, avec apparition de frissons et de fièvre. La production de symptômes généraux était la règle.

Hamilton, dans cette épidémie, cite des cas où la tumeur, disparaissant brusquement, soit sous l'influence du froid, soit sous l'influence d'un traitement irrationnel, la fièvre s'exaspérait, le délire s'emparait du malade, les convulsions survenaient et la mort venait terminer la scène. Cavallini rapporte que, la même année, régna aussi une épidémie à Florence et que souvent la tuméfaction des parotides alternait avec celle des testicules chez les garçons et des mamelles chez les filles.

Ces deux observations sont tirées du Traité des maladies épidémiques d'Ozanam.

(Obs. VI.) — Les Actes de Copenhague (tome II, obs. XIII.) rapportent que, à Wiborg, l'année de 1771 eut un été froid et pluvieux ; l'automne fut très-humide.

Ce fut en novembre qu'apparut aux environs de Wiborg une épidémie qui gagna la ville, en janvier et en février.

Après quelques symptômes généraux, il se produisit une tuméfaction des parotides et des glandes maxillaires. Cette maladie était « contagieuse », car, des gens de la campagne, qui en étaient attaqués, étant venus à Wiborg, le 13 décembre, la communiquèrent à des écoliers de l'Université, qui logeaient dans la même hôtellerie.

La maladie fut, du reste, très-bénigne. Sur 1800 habitants qui composaient la population de Wiborg, 300 contractèrent la maladie.

Obs. VII. —(Observation de Saucerotte.) « Plusieurs « gendarmes sont entrés à l'hôpital pendant l'hiver de « 1785 à 1786, pour un engorgement subit de l'une des « parotides surtout de la gauche. Je les mettais à l'u- « sage d'une tisane légèrement apéritive et diaphoré- » tique : application de cataplasmes de farine de graine » de lin. Douze heures après, la glande était dégorgée, « mais le testicule du même côté était considérablement « enflé. On continuait la boisson ; application de cata- « plasmes sur le testicule et l'humeur se reportait sur la « parotide : il y a même eu des malades chez lesquels » cette métastase s'est faite deux fois. Enfin, après dix « à douze jours, ils sortaient guéris sans récidive.

« Conversant, à l'armée, de cette maladie, avec quel- « ques chirurgiens-majors de corps armés, un d'entre « eux m'a dit avoir observé ce phénomène dans son « régiment; mais que, tous ceux qui avaient été dans « les hôpitaux, et à qui on avait administré des pur- « gatifs, en étaient morts. » (Saucerotte. Mélanges de chirurgie, tome II, page 367).

(Obs. VIII.) — *Épidémie de Châteauroux.* (1833.) L'épidémie d'oreillons à eu, elle aussi, sa recrudescence. Elle avait presque disparu à la fin de décembre, et, dès que le froid a commencé à sévir, elle a repris avec une intensité égale au moins à l'intensité de l'invasion. Aujourd'hui, l'épidémie décroît. Il est probable qu'elle disparaîtra comme la suette et le choléra, observés la même année, dans les villes, après un règne de six semaines. Ainsi, depuis 1832, trois épidémies à Châteauroux.

La métastase n'a jamais été à la fois plus bizarre et plus fréquente que dans les oreillons observés. Un testicule engorgé se rencontre presqu'autant de fois chez l'adulte que le gonflement autour des oreilles. Chez la femme, dont les organes sexuels sont respectés par la métastase, il arrive d'observer quelquefois, par suite d'oreillons subitement disparus, des accidents inflammatoires à la plèvre, aux poumons, aux organes digestifs : ces accidents, bien autrement graves que la testiculite, se rencontrent aussi chez les enfants : ils menacent l'existence.

Les oreillons de Chateauroux n'attaquent guère que les personnes au-dessous de 30 ans. Ils affectent généralement les deux côtés de la figure, tandis que la métastase se porte sur un seul testicule, en épargnant le scrotum.

Quelques cas de testiculite ont été rencontrés, sans qne les malades aient eu précédemment le moindre gonflement vers les oreilles. Cette épidémie a entraîné à peine quelques décès. (*Gazette des hôpitaux*, 19 janvier 1833.)

Obs. IX. — *Épidémie de Genève* (1848-1849). — Nous ne donnons ici qu'un résumé de cette observation faite et publiée par M. Rillet (*Gazette médicale*, 1850).

M. Lombard croit avoir observé le premier cas de l'épidémie le 28 mars sur un jeune homme qui avait apporté la maladie de Paris. En avril et en mai, elle fit peu de progrès, en juin elle fut plus fréquente, depuis, elle a continué sans interruption.

En décembre et surtout en janvier, il y eut une véritable recrudescence, diminution marquée à partir de février et de mars.

Dans cette épidémie, les prodrômes furent rarement observés ; ils précédaient les symptômes de vingt-quatre à trente-six heures au plus. Malaise général, peu de fièvre, avec ou sans vomissements : puis, douleur plus ou moins vive de la région parotidienne, tuméfaction gagnant souvent la région sous-maxillaire, la tumeur était rénitente, un peu élastique, d'aplatie devenant bombée, la peau le plus souvent, conserva sa coloration ordinaire. Plusieurs fois, cependant, elle était rosée. Sur un enfant de deux ans, un cas d'érysipèle fut observé au niveau de l'oreillon. La tumeur, en général, augmentait pendant trois ou quatre jours, devenait stationnaire, et, vers le dixième jour, avait disparu, rarement plus tard. Les douleurs étaient variables et il sembla au docteur Rillet avoir observé trois points douloureux, l'un au niveau de l'articulation temporo-maxillaire, l'autre sous l'apophyse mastoïde, le troisième en regard de la glande sous-maxillaire. Canstadt parle de douleurs observées au cou et aux omoplates, ce qui s'explique par les rapports de la parotide avec la deuxième branche cervicale. La douleur était spontanée, augmentée aussi par la pression et les mouvements de la mâchoire, laquelle était quelquefois serrée comme dans le tétanos, et cela, à un point tel, qu'il peut ressembler au trismus.

Dans aucun cas, il n'y a eu de salivation, tandis que dans d'autres épidémies, on a constaté l'accroissement ou la diminution de la sécrétion salivaire. M. le Dr Lombard n'a constaté aucune altération de la salive. Le plus souvent, l'oreillon était double, mais rarement d'emblée : début plus souvent à gauche qu'à droite ; la fièvre ne durait guère au-delà de vingt-quatre à quarante-huit heures ; elle ne se prolongeait au-delà que dans les cas très-intenses. Chez les enfants, quelques vomissements et épistaxis ; chez les adultes, un sentiment de fatigue, de lassitude générale, d'énervation, a accompagné les oreillons ou leur a succédé. Chez les enfants, la guérison était rapide, plus difficile chez les adultes. Cependant, chez un jeune garçon de dix ans, les oreillons ont été suivis d'un état chlorotique, qui a persisté de trois semaines à un mois et n'a cédé qu'aux préparations ferrugineuses. La durée totale de la maladie, fut de huit à dix jours.

Ganstadt, tout en admettant que la maladie peut se résoudre sans crise, indique comme phénomènes habituels, à l'époque de la résolution, l'apparition de transpirations abondantes qui, limitées aux parotides, à la peau desquelles elle donne un toucher gras et vicieux, devient ensuite générale, et, comme symptômes plus rares, urines sédimenteuses, diarrhée, vomissements bilieux.

La maladie s'est terminée le plus souvent par résolution. Cependant chez un enfant de huit ans une adénite scrofuleuse succéda aux oreillons. Chez deux frères les oreillons furent rapidement suivis de rhumatisme aigu. L'orchite apparaîssait du septième au huitième jour après l'oreillon; presque toujours celui-ci avait considérablement diminué de volume quand l'orchite se manifestait; mais je n'ai constaté dans aucun cas que l'apparition ait coïncidé avec la disparition brusque des oreillons. Je n'ai pas vu non plus l'orchite disparaître subitement et l'oreillon se montrer de nouveau. En un mot, je n'ai observé aucun cas de métastase. L'orchite fut le plus souvent unilatérale. L'orchite droite serait deux fois plus fréquente que la gauche.

L'orchite atteint surtout les malades dans la force de l'âge; rien n'a été observé dans leur constitution qui pût indiquer une prédisposition spéciale. On a observé des cas d'orchite sans oreillons.

L'orchite se termine le plus souvent par le retour complet de l'organe à l'état normal, sauf de rares exceptions.

L'orchite ne s'est pas montrée avec une égale fréquence à toutes les périodes de la maladie; c'est surtout en janvier qu'on a observé les cas les plus nombreux.

Enfin ce n'est que dans le déclin de la maladie que les complications se sont montrées.

M. Rillet a observé un cas de *tuberculisation pulmonaire*.

Obs. X. — *Epidémie de Joigny*, (1855). — M. Colin rapporte cette épidémie :

« Ce fut dans l'intervalle de l'épidémie de rougeole à « celle de la scarlatine du mois de février, à la fin du « mois de mars 1855, que parut l'épidémie d'oreillons, « la plus considérable que j'aie observée. D'après les « registres de mon infirmerie, plus de soixante-quinze

« hommes en furent attaqués. Chez la plupart, les pa-
« rotides furent doubles et chez presque tous, il y eu
« métastase testiculaire, chez aucun la maladie ne dura
« plus de quinze jours ; chez tous, guérison sans suppu-
« ration.

« Ajoutons qu'ici encore ce furent nos recrues qui
« subirent l'épidémie. »

(L. Colin, *Etudes de médecine militaire*, page 163).

Obs. XI. — Cette observation a été lue par M. Durozier, en 1870, à la Société de médecine de Paris.

Le 25 décembre 1856, deux enfants âgés de 5 à 6 ans présentent des oreillons et n'ont aucun accident. Un cousin de 20 ans, à la même date, logeant sous le même toit, ressent un peu de tension à la joue droite ; du gonflement survient et disparaît pour passer à la joue gauche. Le 28, le testicule droit est atteint, le 29, il reste à peine un peu de gonflement de la joue. Un peu de sécrétion mucoso-purulente se montre à l'orifice de l'urèthre. La vaginale contient une bonne cuillerée de sérosités ; l'épididyme est gros, le testicule ne semble pas développé, ainsi que le cordon ; pas de fièvre. Le 4 décembre, la douleur a disparu, la résolution marche vite. Le 28 décembre, une dame de trente-cinq ans, travaillant dans le même magasin, éprouve de la faiblesse, de l'anorexie, de l'insomnie ; bientôt elle accuse de la douleur derrière les oreilles ; les deux côtés sont pris à la fois ; légers frissons ; en quelques jours, guérison sans manifestation sur les ovaires et les mamelles.

Enfin, quelques jours après, un jeune homme habitant la même maison, est pris de sueurs profuses, pendant la nuit ; nausées, vomissements, douleur à la pression de la région sous-maxillaire droite, céphalalgie violente, grande faiblesse, lipothymies fréquentes; pas de tuméfaction de la région parotidienne, pouls à 60.

Pour M. Durozier, on a véritablement affaire à un cas d'oreillons ; cependant, le doute est permis. D'un autre côté, il est bien difficile d'expliquer les faits décrits par une simple angine.

Obs. XII. — *Epidémie au 19e bataillon de chasseurs à pied.* (Douai, 1864). — M. Rizet, dans les *Archives de médecine*, en donne cette relation :

M. Ouradon, médecin du corps, traita dix-huit malades, sur un effectif de cent-soixante hommes. Tous les cas observés étaient de peu d'intensité. Les parotides furent presque toujours prises des deux côtés avec une action plus manifeste, cependant, sur l'une d'entre elles, mais rarement les testicules se gonflèrent, car ce médecin n'observa que trois orchites, dont pas une ne fut double.

Obs. XIII. — *Epidémie au 1er régiment de génie,* (Montpellier, 1864). — Pendant les mois d'avril et de mai, trente-trois sapeurs furent atteints d'oreillons. Sur ce nombre, dix-neuf ont eu les oreillons doubles et quatorze les ont eus simples. Il y eut cinq orchites métastatiques doubles, trois simples ; chez dix malades, les testicules ont été douloureux, mais sans aucune tuméfaction notable. Rien d'insolite ne s'est présenté dans la marche et dans les symptômes de cette maladie, dont la durée moyenne a été de sept à huit jours. Elle n'a présenté aucune gravité et s'est terminée invariablement par résolution.

Cette affection, qui n'a reconnu d'autre cause appréciable qu'une température froide et humide, a paru liée intimement à un embarras gastrique l'ayant précédée de quelques jours. (Rizet. *Archives de médecine*, page 357.

Obs. XIV. — *Epidémie d'Arras*, (1864). — Voici, en résumé, les notes du Dr Rizet :

Cette épidémie frappa la population tant civile que militaire. Elle s'est montrée sans cause connue ni appréciable, et s'est terminée sans décès.

L'affection se déclara d'abord isolément au mois de janvier 1864 sur plusieurs jeunes enfants, sans cependant prendre les proportions d'une épidémie. A son début, localisée aux parotides, elle respecta les testicules.

Une petite fille de cinq ans présentait seule un engorgement mammaire, et trois garçons sur une trentaine présentèrent un gonflement de la mamelle. Chez deux femmes, le médecin traitant constata des douleurs très-vives dans le petit bassin, douleurs qui semblaient venir des ovaires.

Le 2 février, s'observa au 2e régiment de génie le premier cas sur un sapeur. Chez ce soldat, les deux parotides se prirent avec les testicules. A cette époque, le froid était assez vif ; jusqu'au 12 mai, nous avons constaté vingt-deux cas d'oreillons sur les sapeurs du génie ; souvent les testicules furent pris, tantôt l'un, tantôt l'autre.

2 malades eurent les mamelles engorgées. Un de ces hommes vit se développer au sein droit 4 seins surnuméraires, en tout semblables à ceux que l'on observe au commencement de la grossesse ; ils survinrent le 2e jour de l'engorgement de la glande mammaire, per-

sistèrent 10 jours avec une teinte noirâtre de l'auréole, et écoulement par le mamelon d'un liquide séreux. Sur nos 22 malades, les cas de parotide double furent de 8; chez les 14 autres, une seule parotide fut plus ou moins affectée. Quant aux testicules, 7 fois ils furent pris tous les 2; 3 fois, un seul fut attaqué d'engorgement. La parotide droite se prenait après le testicule gauche, la parotide gauche suivait enfin le testicule droit.

Comme complication, nous signalerons 2 accidents typhoïdes chez 2 sapeurs : l'un d'eux présenta ces phénomènes au début de la maladie ; tous deux guérirent rapidement. Tous ces engorgements, parotidiens ou testiculaires, se sont terminés par résolution.

Au commencement d'avril, les troupes de ligne et les cuirassiers, à leur tour, furent pris d'épidémie déjà modifiée dans son intensité et ses manifestations. En effet, sur les 27 cas observés, 23 au 84e de ligne et 4 aux cuirassiers, pas un n'eut d'accidents typhoïdes ; rarement les deux parotides furent prises à la fois. L'affection atteint plus particulièrement les testicules. Il arriva de voir des hommes envoyés à l'hôpital n'ayant que l'orchite, puis venait le lendemain la manifestation parotidienne.

Une seule fois, au 2e du génie, l'orchite précéda de quelques heures l'oreillon, tandis que sur les soldats du 84e de ligne, elle eut une avance de 2 ou 3 jours.

L'épidémie toucha rapidement à la fin sans accident. (Rizet, Arch. de méd., p. 365).

Obs. XV. — A la Société de médecine de Paris, séance du 1er avril 1870, M. Blondeau lut un travail sur une épidémie d'oreillons qu'il eut dans sa clientèle, épidémie qui présenta des particularités intéressantes.

En voici les principaux traits.

D'abord ceci de remarquable, c'est que l'épidémie a sévi sur des malades de 20 ans et plus, fait que M. Blondeau qualifie d'exceptionnel (!)

Une autre particularité assez singulière, c'est que, chez le premier des malades, lequel fut le point de départ de cette épidémie, en communiquant sa maladie aux autres, puis après lui, la fluxion parotidienne a été compliquée vers le cinquième jour d'une orchite double sans métastase, c'est-à-dire, que la fluxion testiculaire se produisit immédiatement avec celle des parotides, sans que celle-ci ait été troublée dans ses allures, ni modifiée dans sa forme. C'était un garçon vigoureux. Le 12 janvier, M. Blondeau, mandé auprès de lui, constata un état fébrile peu intense, puis une tuméfaction parotidienne considérable occupant les deux côtés de la face. Le malade se plaignait de douleurs vives dans ces parties, douleurs s'exagérant par le toucher et le mouvement des mâchoires; sécheresse énorme de la bouche, état saburral de la langue, pouls à 100. Cet individu, ayant pris froid, eut un redoublement de malaise et une fièvre plus vive; en même temps, il accusait de la douleur dans les bourses; celles-ci étaient d'un rouge vif; tuméfaction considérable comprenant les deux testicules et leurs épididymes. Le gonflement des parotides n'était en rien modifié.

Huit jours après le début de la maladie, la convalescence commence, n'ayant été précédée d'aucun accident.

A quelques jours de là, un autre employé, qui travaillait dans la même chambre que le précédent, était pris à son tour. Il se soignait dans un logement qu'il avait en ville. Mais 2 ou 3 jours encore après, un troisième individu, puis un quatrième furent atteints. L'un fut conduit à l'Hôtel-Dieu, l'autre à Beaujon, où ils guérirent rapidement sans fluxion testiculaire. (Gaz. des hôp. 1870).

Obs. XVI. — *Epidémie d'oreillons survenue au 3e régiment d'infanterie.* Cette épidémie a eu lieu sur les troupes détachées à Antibes pendant les mois de janvier, février et mars 1876. Le relevé suivant fait connaître le nombre de soldats atteints, par compagnie.

Enfants de troupe.	4e Bataillon.		Dépôt.	
3	1re Compagnie	9	1re Compagnie	3
	2e —	6	2e —	13
	3e —	4		
	4e —	6	Section H.-R.	1
Total..............		45		

Dans les deux tiers des cas, l'affection débuta la nuit : douleurs dans la région parotidienne, gonflement ; il se formait une tuméfaction recouvrant le dessous de l'oreille ; tumeur oblongue, molle, sans changement de couleur à la peau, peu de douleur, excepté dans le mouvement des mâchoires. La tuméfaction se montrait tantôt d'un seul côté, tantôt des deux. Il arrivait que la glande sous-maxillaire ou le tissu cellulaire qui l'entoure se tuméfiait, soit primitivement soit consécutivement.

L'état fébrile se manifestait surtout la nuit, peu dans le jour, courbature, perte d'appétit, langue saburrale. La sécheresse de la bouche n'a pas été un fait constant, et l'état général n'était pas toujours en rapport avec l'état local. Ordinairement vers la fin de la maladie, apparaissaient les complications vers les testicules ; 16 cas furent observés. Dans les deux tiers des cas, le testicule reprenait son volume normal et sa souplesse de tissu ordinaire. (M. Chauvin, Rec. de mém. de méd., de chirurg. et de pharm. mil.)

Obs. XVII. — *Epidémie survenue au 5e bataillon de chasseurs à pieds à Dijon.* Le 2 avril, l'épidémie s'est déclarée chez ces soldats, logés seuls dans la caserne des Ursulines, par un cas unique ; sept jours après, apparaît le deuxième cas ; le lendemain, 10 avril, trois nouveaux malades sont atteints et jusqu'au 16 avril, tous les hommes frappés d'oreillons, au nombre de 7, appartiennent à la même compagnie. Cette compagnie la deuxième, est la moins bien partagée du bataillon, relativement à l'aération des chambrées qu'elle occupe.

A partir du 10 avril, toutes les compagnies présentent des cas d'oreillons, et l'affection qui, jusque là, avait été limitée aux bâtiments occupés par la 2e compagnie, est répandue dans toute la caserne.

Avant l'apparition des oreillons parmi les chasseurs à pied, le 27e de ligne et le 18e régiment de chasseurs à cheval, qui occupaient les autres casernes de Dijon, ont été atteints de cette épidémie. Ce n'est qu'après la cessation de la maladie dans ces deux régiments qu'elle s'est manifestée parmi les chasseurs à pied, alors qu'elle avait complètement disparu dans les deux corps précédents.

Voici ce qui a été observé par M. Juloux, du côté des testicules :

Deux mois et demi après la sortie de l'infirmerie du premier malade, atteint d'orchite, et un mois après celle du dernier, 14 hommes ont été appelés et chez tous, il a constaté une diminution dans le volume du testicule atteint, diminution d'autant plus forte que la maladie est plus ancienne, si bien que, chez les premiers, il y a presque atrophie complète, et chez les derniers, diminution très-sensible du volume de la glande. (M. Juloux, rec. de mém. de méd. de chir. et de pharm. mil. 1876, p. 478).

Obs. XVIII. — *Épidémie du 2e bataillon de chasseurs à pied, à Amiens.* Une petite épidémie régna sur le 2e bataillon de chasseurs à pied, du mois de février au commencement de mai 1876. Elle fut confinée au bataillon seul, et on n'observa à Amiens, à cette époque, aucun cas soit d'oreillons, soit de fièvres éruptives. 35 chasseurs furent atteints, 15 seulement présentèrent des accidents vers les testicules.

Parmi ceux-ci, 3 furent atteints d'orchite sans oreillons, et 12 d'orchite succédant aux oreillons ou les accompagnant.

Obs. XIX. — *Epidémie du 118e régiment d'infanterie à Brest* 1877-1878. Nous devons cette observation à M. le Dr Em. Calmette, médecin du corps. Sur un effectif de 520 hommes, il y eut 55 cas d'oreillons. Le Dr Calmette en a envoyé 4 à l'hôpital ; 18 ont été soignés à l'infirmerie; le reste a été malade à la chambre.

Sur les 55 cas, il se produisit 10 orchites dont 3 amenèrent l'atrophie du testicule, les autres cas s'étant terminés sans amener aucune lésion de l'organe.

M. Calmette a remarqué que la forme symptomatique de ces oreillons a été la forme pectorale bronchique; c'est-à-dire que les hommes atteints avaient de la toux, en même temps que le gonflement parotidien.

Concomitamment avec cette épidémie d'oreillons, M. Calmette a remarqué 2 cas de catarrhe des foins.

L'épidémie a commencé en mai 1877 et s'est terminée en avril 1878.

A part les 3 cas qui se sont terminés par atrophie testiculaire, il ne s'est produit aucun symptôme grave, ni du côté du système nerveux, ni du côté des voies digestives et respiratoires, etc.

M. Calmette considère comme une des causes étiologiques de la production de cette épidémie les oscillations brusques barométriques et un abaissement subit de la pression.

Voici la relation de quelques petites épidémies qui ont sévi sur le lycée Saint-Louis, dans les années 1874, 1876, 1877 et 1878. Nous le devons à l'obligeance de M. le Dr Houel, chirurgien du lycée.

Année 1874.

M. de V..., entré le 9 juin, orchite le 15.

M. M..., entré le 25 juillet.

M. de G..., entré le 29 juillet.

M. M..., entré le 30 juillet.

L'affection chez ces malades n'a présenté rien de particulier, si ce n'est que les 3 derniers étaient dans la classe de mathématiques spéciales. Un cas d'orchite sur 4.

Année 1876.

M. de Th..., entré le 13 janvier 1876.

M. P..., entré le 17 janvier.

M. L..., entré le 3 février. Orchite le 8 février.

Année 1877.

M. C... (Isaac), entré le 11 avril 1877.

M. G..., entré le 11 avril.

M. L..., entré le 17 avril.

M. C... (Julio), entré le 28 avril.

M. P..., entré le 4 mai.

M. B..., entré le 24 mai.

M. G..., entré le 8 juin.

Ce dernier élève a été en contact avec l'élève B..., en convalescence, à la tribune de la chapelle.

L'élève C... (Isaac), emmené par la mère, a communiqué les oreillons à ses sœurs et même à l'aînée, de 16 à 19 ans.

Obs. XX. — Voici une observation du Dr Pollak, médecin praticien à Tyrnau (Wiener, Medizinische Presse, 1874, nr 12, Bls. 263-264). Nous en devons la traduction à M. le Dr Thomas :

« Il peut se faire que la communication suivante ne soit pas sans intérêt pour mes lecteurs habituels. J'ai eu lieu l'année dernière, pour la première fois depuis 28 ans de pratique, d'observer ce processus pathologique intéressant. Les inflammations de la parotide qui sont sporadiques ordinairement ou consécutivement à une maladie infectieuse aiguë, comme la scarlatine, ont apparu ici à l'état d'épidémie absolument isolée. J'ai noté dans cette ville plus de soixante cas, que j'ai traités pendant huit semaines ; il y en a eu beaucoup d'autres, à la campagne, qui, le plus souvent, n'ont pas été traités à cause de l'indolence des habitants, mais qui sont pourtant venus à la connaissance des médecins par des récits ou des communications authentiques.

La maladie affecta principalement des enfants et des jeunes personnes des deux sexes, dans toutes les classes de la population. Le même jour, elle atteignit plusieurs familles, les membres, les uns à la suite des autres. Le degré de la maladie était différent : tantôt la glande n'avait que la grosseur du poing, tantôt elle est assez volumineuse pour produire une impossibilité de mâcher et d'ouvrir la bouche ; les mouvements étaient extrêmement douloureux; les deux parotides ont toujours été prises en même temps. Dans les cas légers où l'on put explorer la cavité pharyngienne, on trouva les amygdales et l'isthme du gosier intacts. Il n'y eut de fièvre que dans les cas les plus intenses. La durée varie de trois à huit jours. L'issue fut toujours la résolution. Il n'y eut aucun processus morbide d'une autre nature.

A ce moment, il n'y avait pas du tout de scarlatine.

Peut-être était-ce le même poison que celui de la scarlatine, mais le « *Contagium* » était si peu intense qu'il s'est localisé dans l'organe glandulaire, dont l'inflammation est une complication ordinaire de la scarlatine. Cette hypothèse eût gagné de la vraisemblance, s'il y avait eu, quelques semaines après cette épidémie, des cas de scarlatine. Je ne crois pas que cette restriction soit de nature à diminuer l'intérêt de cette communication, au point de vue de la caractéristique des épidémies d'oreillons.

CHAPITRE III.

CAUSES ET ÉTIOLOGIE.

Nous nous proposons d'examiner dans ce chapitre certaines conditions diverses, certaines influences mésologiques, organiques, qui, d'après l'observation, paraissent avoir une cause efficiente à la production des épidémies ourliennes.

Il a été observé depuis bien longtemps, puisque Hippocrate en parle, des conditions particulières, de milieu, de manière d'être individuelles, corrélatives de la production de l'épidémie et dont la présence paraît nécessaire à son éclosion.

Causes prédisposantes individuelles.

Age. — L'affection ourlienne apparaît plus spécialement dans la seconde enfance et dans l'adolescence. Rares dans les deux premières années de la vie, les oreillons sont le plus fréquents de 5 à 15 ans et même 20 ans, puis ils vont en diminuant. Ceci, vrai pour la population civile, ne l'est plus quand il s'agit du soldat, chez qui la maladie qui nous occupe est si commune ; car, comme le dit si bien M. Laveran (*Traité des maladies et épidémies des armées*) « Le soldat arrivant au corps jouit encore, en partie, des prédispositions de l'enfant et de l'adolescent, l'agglomération fait le reste. » Les recrues arrivent, pour la plupart, de la campagne, où ils n'ont point été exposés à la contagion ; ces jeunes soldats, en effet, avant d'arriver au régiment, ont vécu, pour la plupart, au grand air et dans des conditions d'existence où l'agglomération n'existe pas. Les maladies virulentes et spécifiques ne s'y développent qu'avec peine, par suite de la difficulté à la transmission opposée par la dispersion des individus. Par suite, ces maladies sont plus rares dans les campagnes que dans les villes. Les jeunes gens ayant vécu jusqu'alors dans ce milieu n'ont jamais éprouvé les atteintes de ces affections : donc, ils n'ont contracté aucune immunité pour toute rechute ultérieure.

Si, maintenant, le germe morbifique vient à pénétrer dans une caserne de jeunes soldats, il trouvera sur un terrain vierge de toute manifestation antérieure, un milieu favorable à sa production. De là, la similitude qui existe entre les enfants et les soldats, relativement à la facilité avec laquelle ils contractent l'affection ourlienne. Puis, agglomérés qu'ils sont dans les casernes, surmenés, ils présentent à la production de la maladie un terrain bien préparé. De plus, il faut, pour le soldat, tenir aussi grand compte du changement d'habitudes. Certainement, la transition de la vie civile à la vie militaire a une action. « Cette transition, comme l'acclimatement, constitue une sorte de crise physiologique et morale pour les générations qui, d'année en année, se suivent sous les drapeaux. L'organisme ne passe pas brusquement des habitudes qu'il avait à d'autres qu'on lui impose tout à coup, sans un effort énergique. » (M. Lévy, *Traité d'hygiène*, 1857). Oui, certainement, cette révolution de l'organisme, et la constitution médicale aidant, a certainement une grande part dans la production de la maladie des *oreillons*. Dans l'épidémie qui frappa, en 1868, le 3e régiment d'infanterie de marine, M. Sallaud, médecin de ce régiment, observa que presque tous les soldats atteints étaient des conscrits.

La maladie est bien moins commune chez l'adulte, très-rare chez le vieillard. Voici la statistique que donne M. Rillet, dans l'épidémie de Genève :

De la naissance	à 2 ans	0 cas	
De 3 ans	à 5 ans	7 cas	
De 5 ans	à 10 ans	18 cas	
De 10 ans	à 15 ans	10 cas	
De 15 ans	à 20 ans	8 cas	
De 20 ans	à 30 ans	9 cas	
De 30 ans	à 40 ans	8 cas	
De 40 ans	à 50 ans	2 cas	
De 50 ans	à 60 ans	1 cas	
De 60 ans	à 70 ans	1 cas	

Sexe. — Les oreillons ont été observés dans les deux sexes, cependant avec une inégale fréquence et l'affection a été observée plus souvent chez les enfants mâles et chez les jeunes gens que chez les filles et les femmes. Pour M. Bouchut « les oreillons semblent être, jusqu'à un certain point, l'apanage du sexe masculin ; au moins sont-ils assez rares chez les filles et les femmes. » Dans l'épidémie de Genève, il a été observé 38 cas chez les hommes et 35 chez les femmes. Différence bien petite, mais, enfin, qui existe : du reste, il est bien d'autres observations s'accordant toutes à montrer la fréquence bien plus grande chez l'homme que chez la femme. Hippocrate même dit qu'à Thasos peu de femmes furent atteintes.

Cette différence paraît tenir au genre de vie spéciale des hommes qui sont plus exposés que les femmes, par la nature de leurs occupations, à l'action du grand air, aux variations et intempéries atmosphériques.

Constitution. — Tempérament. — Y a-t-il une part à faire à la constitution et au tempérament? Dans les cas observés la maladie n'a pas paru avoir de préférence pour tel ou tel état constitutionnel. M. le médecin-major Chauvin, dans l'épidémie qu'il a observée et que nous avons rapportée, a remarqué que les soldats atteints paraissaient doués d'une grande impressionnabilité. D'un autre côté, Malabouche et Jobard prétendent que le tempérament lymphatique a été considéré comme une prédisposition à la maladie.

Profession. — Toutes les professions ne sont pas atteintes par l'affection avec une égale fréquence. Les personnes qui ne vivent pas dans un milieu encombré, comme l'est celui des ateliers, des pensions et des casernes, celles dont les professions les mettent le plus à l'abri des influences extérieures, celles-là sont dans des conditions qui les prédisposent moins aux atteintes de la maladie. Cela ressort de la nature de l'affection, nature sur laquelle nous nous étendrons plus loin, dans un chapitre spécial. Mais les individus qui, comme les soldats, vivent agglomérés et sont exposés aux vicissitudes saisonnières, aux variations brusques de température, fournissent un bon tribut à la maladie. Déjà Hippocrate faisait observer que les jeunes gens qui se livraient aux exercices tels que la lutte, la course, etc., étaient frappés plus fréquemment que d'autres par l'affection.

Causes prédisposantes générales.

Les épidémies d'oreillons s observent principalement en automne et en hiver.

Pour M. Laveran, c'est surtout à la fin de l'hiver que la maladie se montre. Ainsi, l'épidémie de Joigny, qu'a observée M. Colin, s'est développée en hiver; de même celle de M. Chauvin, qui trouva, dit-il, « son origine dans le mauvais état de l'atmosphère, qui a régné dans le mois de janvier : temps froids et humides, où il y eut de brusques secousses atmosphériques, vents froids et violents, averses soudaines. » Du reste, presque toutes les épidémies que nous avons relatées ont éclaté en hiver. L'épidémie qui frappa à Antibes le 111e de ligne fut en hiver; de même pour celle du 2e bataillon de chasseurs à pied, en garnison à Amiens. Beaucoup d'autres observations l'attestent.

Cependant, pour MM. Rillet et Barthez, la saison ne paraît pas exercer une grande influence sur la production de la maladie. « Nous avons vu, disent-ils, les oreillons régner pendant toute l'année et être également nombreux dans les mois froids et dans les mois chauds. » Cela nous paraît inexact. Certes, on a pu voir les oreillons se développer à une autre saison qu'en hiver. Ainsi, l'épidémie du 5e bataillon de chasseurs à pied apparut en avril, celle du 1er régiment du génie apparut en mai 1864. Mais ces faits sont trop rares pour qu'on puisse en conclure quelque chose et ne doivent plus être considérés que comme des exceptions, en présence des observations bien plus nombreuses montrant manifestement les oreillons se développer en automne et surtout en hiver; et si l'on voit l'épidémie se développer au printemps et en été, il faut remarquer que les années sont alors froides et pluvieuses. A Belle-Isle-en-Mer, par exemple, où l'affection se voyait toute l'année, M. Rochard disait (Journ. de Vandermonde, 1757) : « Il paraît évident qne nous ne devons cette maladie qu'à nos brouillards, à nos frimas, à l'humidité continuelle de notre atmosphère. » D'un autre côté, Eisenmann, qui a fort bien étudié la variété épidémique, dit que la maladie se développe principalement en hiver et sous l'influence d'un temps froid et humide. Cet état de l'atmosphère, froid et humidité, doit donc être considéré comme une cause très-favorable à l'éclosion et à la diffusion de la maladie. Ainsi, dans la relation de l'épidémie qui éclata en Istrie, en 1714, on voit que l'automne fut constamment pluvieux, l'hiver s'annonça par une température froide et humide : alors apparurent les oreillons.

Donc, c'est surtout en automne et en hiver qu'on observe principalement l'apparition des épidémies d'oreillons; le froid et l'humidité, et surtout ces deux conditions réunies, sont spécialement favorables à la naissance et à la dissémination de la maladie. Quant à cette humidité nocive (1), elle ne provient pas seulement des brouillards, des pluies et des plantes, elle peut s'exhaler d'un sous-sol non drainé, plus ou moins chargé de principes malsains, suivant les oscillations de la nappe souterraine.

Il faut aussi faire entrer en ligne de compte les brusques variations de l'atmosphère; on trouve ceci exposé dans le récit d'Hippocrate, que nous avons relaté. En 1875 et en 1876 l'épidémie s'est montrée après de brusques changements dans l'état atmosphérique, après des transitions rapides du chaud au froid. Ainsi M. Salland cite des cas d'oreillons survenus au 8e régiment d'infanterie de marine sous l'influence de ce fait : le matin, passage subit d'une chambre chaude à l'atmosphère froide et brumeuse du terrain d'exercice; le

(1) Gailhard. Thèse (Montpellier), 1877.

soir, de l'activité d'une promenade militaire de 16 à 24 kilomètres, faite l'après-midi, au repos, dans un logement refroidi : la plupart des hommes affectés ont attribué leur maladie à un chaud et froid.

A Mont-Louis, Dogny observa en 1828 une épidémie d'oreillons sur des soldats qui, pendant un hiver très-rigoureux, quittaient les salles de la caserne fortement chauffées par des poêles pour aller manœuvrer au milieu de la neige et rentraient ensuite dans les mêmes chambrées, où la température était très-élevée, en réalisant ainsi des transitions très-marquées.

Il remarqua aussi que les hommes couchant près des portes ou des fenêtres étaient atteints de préférence.

Enfin, les soldats qui sont de faction dans une guérite dont les parois sont percées d'une lucarne, ordinairement à la hauteur de la tête de l'homme, sont plus fréquemment pris que les officiers et sous-officiers exempts de ce service.

Etat de la pression barométrique. — On a rarement tenu compte dans la production des épidémies d'oreillons de la pression barométrique. Cependant ils doivent rentrer en ligne de compte, comme le prouvent les observations de M. Sallaud, celles de M. le Dr Calmette, etc.

Ce dernier observateur a remarqué, en effet, que les explosions d'oreillons (5 à 6 simultanées) se faisaient quand le baromètre était haut, mais que ces poussées épidémiques étaient préparées (période d'incubation) par des oscillations barométriques brusques et par un abaissement subit de la pression.

M. Sallaud, de son côté (1), a remarqué que les principales périodes d'oreillons coïncidaient avec des baisses barométriques soutenues, accompagnées de pluies et de brumes considérables.

Quant aux vents, MM. Sallaud et Calmette ont été frappés de ce fait, à savoir qu'ils ont été très-variables, seulement aux époques de recrudescence de la maladie.

En avril et en mai 1866, M. Sallaud observa une épidémie qui survint à la caserne d'infanterie de ligne. A cette époque le baromètre était descendu progressivement jusqu'à 744 millimètres. Pendant ce temps-là il y eut des pluies, des brumes considérables avec des vents très-variables O., N.-O., N. et S.-O.

Il faut donc tenir grand compte, dans la production des épidémies ourliennes, des changements brusques dans la pression atmosphérique coïncidant avec des temps brumeux et pluvieux.

Climats. — On a observé les oreillons sous toutes les latitudes : ils ne se localisent pas, comme d'autres affections, dans telle ou telle zone. Ainsi, on les voit dans le nord, en Suède, en Norwége, en Allemagne, en Angleterre, dans les pays tempérés comme la France, la Suisse, l'Italie ; on les observe aussi dans les pays chauds, mais très-rarement.

Ainsi un médecin de marine, M. Huiliet, en signale quelques cas à Pondichéry (1868).

Dans un voyage de la Guadeloupe aux Indes M. Richaut, médecin de 1re classe de la marine, note 1 cas d'oreillons.

Les oreillons sont donc une maladie universellement répandue, mais il faut dire que s'ils sont très-communs dans le nord et dans les climats tempérés, ils sont exceptionnels dans les pays chauds.

Sol. — L'état actuel de nos connaissances ne nous

permet pas de dire que le sol ait une grande influence sur les oreillons. En effet, nous voyons les oreillons établis en Europe depuis bien des siècles : en 1714, 1752 et 1782 les épidémies y prirent une extension très-grande, et personne ne leur a jamais assigné un foyer tellurique originel, comme celui de la fièvre jaune, du choléra, par exemple. Mais bien qu'on ait observé cette affection dans des pays de constitutions géologiques différentes, à des altitudes variées, il est néanmoins permis de supposer qu'en raison de la nature miasmatique de la maladie, ce que nous essaierons de démontrer plus loin, il doit exister dans le moment de la production des épidémies, un état particulier du sol toujours identique, quelle que soit la contrée, et qui favorise l'éclosion du mal.

CHAPITRE IV

SYMPTOMES ET FORMES DE LA MALADIE

Dans l'étude de la symptomatologie de l'affection ourlienne, nous admettons trois périodes :

1° Période d'incubation.

2° Période d'invasion.

3° Période de détermination locale.

1re *Période.* — Les oreillons étant une affection contagieuse, il est légitime d'admettre une période d'incubation. Cette période est aujourd'hui connue. On y est arrivé en isolant des malades assez complètement pour qu'il ne puisse pas y avoir de doute sur le mode de contagion : la période, d'après Rillet et Barthez, est de huit à vingt-deux jours, en général. Cette période, comme celle des fièvres éruptives, du reste, n'est marquée par aucun phénomène qui puisse faire pressentir un état morbide prochain de l'individu affecté. Les apparences de la santé sont conservées.

2e *Période.* — Chez la plupart des malades que l'on observe, les prodrômes manquent souvent; là détermination parotidienne est le premier symptôme qu'il est donné d'observer. Cela tient fréquemment à ce qu'au moment de l'entrée dans les services, les sujets sont déjà malades depuis plusieurs jours et que l'appareil fébrile primordial à été méconnu ou négligé, alors qu'on le rapportait à une indisposition passagère, et quand les militaires entrent à l'hôpital, les oreillons sont développés, dans la grande majorité des cas. Nous devons ajouter ici qu'on a pu, dans de petites épidémies comme celles des colléges et pensions, voir des cas d'oreillons se montrer en premier, sans avoir été précédés d'aucun mouvement fébrile. Rilliet, dans l'épidémie de Genève, a rarement observé du malaise,. de la courbature, de la fièvre, avant l'apparition de la tuméfaction parotidienne, et les quelques symptômes généraux qu'il a vus étaient très-peu intenses et de courte durée.

Chez les enfants qui, sous l'œil de leurs parents, sont pour ainsi dire soumis à une observation continuelle et, par conséquent, laissent rarement passer inaperçues, comme chez les adultes, leurs indispositions passagères, on a presque toujours noté un état fébrile caractérisé par de la fièvre, de la lassitude ; courbature, soif vive, anorexie, nausées et vomissements.

Chez l'adulte, cependant, il existe parfois, dans la période prodromique ou d'invasion des symptômes généraux. Ce sont : de la courbature, un sentiment de malaise et de lassitude, puis de la fièvre, de l'agitation nerveuse, des nausées, des vomissements ; phénomènes se manifestant trente-six à quarante-huit heures avant l'apparition de la détermination parotidienne. D'autres fois, comme nous le verrons, les symptômes locaux viennent d'abord, accompagnés ou suivis de près des troubles généraux.

Dans quelques cas, il s'est même présenté un appareil typhoïde très-alarmant, donnant lieu à une fièvre intense, à de la diarrhée, à des vomissements et principalement à des phénomènes soit ataxiques, soit adynamiques. Chez les enfants, on a observé quelquefois des convulsions.

En résumé, on peut dire que, soit que l'observation ait été incomplètement faite, soit que la détermination parotidienne ait été le premier phénomène appréciable, dans un bon nombre de cas, la période d'invasion n'est pas marquée par des symptômes analogues à ceux des fièvres éruptives, c'est-à-dire par un mouvement fébrile intense.

3e *Période.* — Si on voulait forcer les analogies qui existent entre les fièvres éruptives et les oreillons, ce serait l'occasion d'appeler le stade de la maladie, où se produit l'intumescence parotidienne, *période d'éruption.*

Nous admettons avec MM. Rillet et Barthez, 3 degrès, suivant que le gonflement parotidien s'accentue.

Les auteurs ne sont pas d'accord sur le côté qu'envahit d'abord la maladie. En lisant les relations d'épidémies que nous avons sous les yeux, nous voyons que, dans les unes, la tuméfaction s'est d'abord montrée à gauche, ensuite, du côté droit. D'autres rapportent, au contraire, que la première atteinte a lieu à droite ; ce n'est que dans des cas exceptionnels que l'affection s'est montrée bi-latérale d'emblée. Elle est d'abord unilatérale et gagne la région parotidienne opposée, après une période variant de douze à vingt-quatre heures. Quoi qu'il en soit, que la maladie ait débuté à droite ou à gauche, la région parotidienne affectée est le siége d'une douleur fixe plus ou moins vive, variable suivant l'âge du sujet : ainsi, elle se fait plus sentir chez les sujets âgés ; et, chez les enfants, elle est moins marquée que chez les adultes.

1er *Degré*. — Dans un 1er degré, la tuméfaction de la parotide a paru manquer ; il existe une sorte de boursoufflure molle, à peine visible et qu'un observateur inattentif peut méconnaître.

2e *Degré* — Le gonflement est plus marqué, la région parotidienne fait une saillie plus appréciable que dans le cas précédent. La douleur est plus vive, la peau tendue devient lisse et luisante, elle conserve ordinairement sa couleur normale. Cependant, elle peut prendre soit une coloration rouge, soit une teinte érysipélateuse disparaissant à peine sous le doigt. La tumeur n'a pas une dureté phlegmoneuse, elle donne au toucher la sensation d'un empâtement œdémateux.

Si l'affection est très-intense, il y a augmentation de la calorification du côté malade.

3e *Degré*. — Enfin, dans ce degré, la tuméfaction ne reste pas limitée aux parotides, elle s'étend derrière la branche du maxillaire inférieur, gagne la région sous-maxillaire, les parties latérales du cou, et peut s'étendre même jusqu'à l'extrémité externe de la clavicule. Lorsque, par suite de l'atteinte du côté opposé, le gonflement est symétrique, la tête prend alors un aspect piriforme, qui donne au malade une physionomie grotesque et le rend méconnaissable.

Il est inutile de dire que dans toute la région atteinte, la peau a une teinte rosée érysipélateuse et donne la sensation d'un empâtement mou.

Cette extension du gonflement tient en grande partie la disposition anatomique de la région parotidienne. En effet, au sommet de cette région, en dehors d'un bon nombre de petites veines accessoires, nous rencontrons la veine temporale superficielle et la veine maxillaire interne qui, par leur anastomose, constituent la veine jugulaire, laquelle traverse diagonalement l'excavation parotidienne. Cette grande voie de retour étant plus ou moins obsrtuée par le gonflement de la glande, on conçoit qu'il en résulte un œdème envahissant de proche en proche les régions voisines.

C'est surtout dans les deux derniers degrés que la douleur est marquée ; elle paraît, par conséquent, en rapport avec l'intensité du gonflement. Ce fait n'a rien qui doive surprendre, si l'on veut bien se reporter à la constitution anatomique da la région. La loge parotidienne est de tous côtés fermée par des plains fibreux inextensibles ; les nerfs renfermés dans cette excavation se trouveront dans des conditions absolument identiques à celles des nerfs ciliaires, dans la glaucome, c'est à-dire qu'ils sont comprimés entre la puissance formée par la parotide gonflée et la résistance constituée par les aponévroses de la loge ; d'où, irradiations douloureuses, parfois très-vives, dans des régions plus ou moins éloignées.

La distribution des nerfs de cette région nous expliquera parfaitement les point douloureux de la parotide.

Nous avons d'abord deux nerfs du plexus cervical superficiel.

1° La branche auriculaire.

2° La branche mastoïdienne.

Leur compression rend compte des douleurs qui siégent au niveau et au-dessous de l'apophyse mastoïde.

La branche auriculo-temporale venue du maxillaire inférieur, le facial, dont les rameaux sont rendus sensitifs, par son anatomose avec des branches du glosso-pharyngien, du pneumo-gastrique et du trijumeau (anastomose de l'auriculo-temporal), traverse également la loge parotidienne. Par la branche temporo-faciale, il donnera des irradiations douloureuses à la partie supérieure de la face et à l'articulation temporo-maxillaire. La loge sous-maxillaire, qui reçoit des rameaux de la branche cervico-faciale, deviendra aussi un des points les plus sensibles.

Les fonctions des régions voisines sont considérablement entravées, la mastication est, dans ce troisième degré, parfois impossible, les dents ont été vues serrées, comme dans un accès de trismus. Le ptyalisme est rare, mais enfin il peut se produire, et on a noté bien plus souvent la diminution ou même la suppression de sécrétion salivaire. Il est permis de croire que cette divergence dans la description des auteurs tient à ce que les malades ont été observés à des périodes différentes, car peut-être s'agit-il là, au point de vue anatomique, d'une inflammation catarrhale, présentant d'abord une sécheresse analogue à celle qui existe dans les fosses nasales, au début du coryza ; plus tard, la sécrétion est altérée en quantité et en qualité. On peut encore admettre que l'hypersécrétion pourrait être un phénomène réflexe, ayant son point de départ dans le tissu lésé, et déterminant une hyperémie des capillaires de la glande. Quant au phénomène opposé, il pourrait s'expliquer par la compression qu'exerce sur le parenchyne glandulaire la congestion du tissu atteint.

M. Lombard, de Genève, a examiné la salive, mais celle-ci n'a pas été trouvée altérée.

L'exploration du pharynx démontre souvent sur la paroi postérieure et sur les piliers du voile du palais l'existence d'une rougeur érythémateuse. Gueneau de Mussy prétend avoir observé un énanthème sur la face interne des joues ; mais plusieurs auteurs, et notamment M. le médecin principal Colin, professeur au Val-de-Grâce, le nient d'une façon formelle.

Marche. — Terminaison. — On peut considérer, dans la marche des oreillons, trois périodes : une période d'augment, une période d'état, une période de déclin.

La période d'augment, dure de trois à cinq jours, pour la formation de la tuméfaction parotidienne. C'est dans cet intervalle de trois à cinq jours que la tuméfaction atteint son maximum, le plus souvent au bout du troisième jour. Cette augmentation peut être brusquement arrêtée par l'apparition soudaine du gonflement testiculaire ; tantôt les deux côtés marchent parallèlement, mais, le plus souvent, un côté est pris le premier, à un degré plus élevé.

La période d'état est très-fugace. Vers le quatrième on le sixième jour, ordinairement vers le quatrième, il se produit une décroissance dont la marche est rapide, de sorte que la maladie dure quelquefois à peine un septénaire. Dans les cas sérieux ou graves cette durée n'est pas augmentée.

C'est le plus souvent par résolution que se termine l'intumescence parotidienne. Les parties perdent leur empâtement œdémateux ; elles deviennent plus molles, moins tendues, moins sensibles ; l'œdème disparaît rapidement.

D'après Rilliet, la disparition est quelquefois indiquée vers le quatrième jour par un suintement séreux, une sorte de sueur sur la tumeur. M. le professeur Peter a signalé aussi comme phénomènes critiques des épistaxis, des sueurs généralisées.

Il est très-rare de voir la tuméfaction se terminer par suppuration. (Nous traiterons, du reste, dans un chapitre spécial, de cette terminaison.)

Formes de la maladie. — La forme ordinaire de la maladie, celle qu'on peut appeler classique, est telle que nous l'avons décrite, à propos de la marche et de la terminaison : en premier lieu, l'apparition de la tuméfaction parotidienne, précédée le plus souvent ou accompagnée de symptômes généraux d'intensité variable, mais plus ordinairement légers ; puis, apparition de la flexion testiculaire ; enfin, plus rarement, tuméfaction mammaire, etc. Mais il n'en est pas toujours ainsi, et la maladie, dans sa marche, peut présenter bien souvent des irrégularités. C'est ainsi que, chez l'adulte et chez l'enfant, il y a des cas à peine esquissés. On peut voir des formes qu'on pourrait appeler frustres, dans lesquelles la glande sous-maxillaire est seule prise, tantôt, c'est la glande mammaire ; tantôt, comme le cite Rilliet, on peut remarquer des orchites sans oreillons, et l'affection ne manifeste sa présence que par sa localisation sur une de ses glandes.

Dans l'épidémie de Châteauroux, de 1833; dans celle

de Genève, observée par Rilliet, il y eut des orchites sans parotides. M. Lavran a vu survenir dans un cas une orchite double sans parotides dans une épidémie : le malade présenta des symptômas d'embarras gastriques, puis il fut pris du gonflement testiculaire. Le Dr Merlini (*Liguria medica*. Gennasso, 1851) rapporte que, dans une épidémie, il vit chez un jeune homme de 16 ans un gonflement considérable des deux seins sans autre manifestation. La résolution fut rapide.

Le Dr Lamotte observa aussiun cas de mammite chez un militaire.

D'autres fois, les parotides ne sont prises qu'après qu'il y a eu des manifestations, soit du côté des testicules, soit du côté de la glande mammaire, etc. L'irrégularité peut aussi porter sur le nombre des organes atteints. Ainsi, il y a des cas où, non-seulement la fluxion se fait sentir sur les parotides, les testicules chez l'homme, les ovaires chez la femme, mais encore sur les mamelles et les glandes sous-maxillaires. Dans d'autres cas, on observe la localisation sur les glandes mammaires et les parotides, par exemple, les autres organes restant indemnes, etc.

Nous terminerons cette énumération en faisant remarquer que ces formes irrégulières, soit par leur marche, soit par le nombre de leurs déterminations, fournissent de puissants arguments en faveur de la spécificité des oreillons.

CHAPITRE V.

DÉTERMINATIONS SUR LES DIFFÉRENTS ORGANES.

Orchite ourlienne. — L'orchite des oreillons est très-fréquente, puisqu'elle était observée du temps d'Hippocrate. Elle est, après la fluxion parotidienne chez l'homme, la manifestation la plus commune de la maladie. Bien que le gonflement du testicule puisse se montrer avant la tuméfaction de la parotide dans un bon nombre de cas, le plus souvent, c'est dans le cours ou le déclin de la maladie que se manifestent les premiers symptômes de l'orchite, et il n'y a pas de rapport nécessaire entre l'affection testiculaire et l'affection parotidienne, au point de vue du moment de l'apparition de leurs symptômes respectifs.

C'est en général du sixième au huitième jour qu'apparaît l'orchite des oreillons. « Presque jamais, dit M. Rilliet, l'orchite n'a débuté par des symptômes violents annonçant une vive inflammation. » Cependant nous trouvons décrite dans plusieurs auteurs la relation d'orchites qui ont été précédées de phénomènes typhoïdes graves. La fièvre s'allume; pouls à 100, 120 ; la température atteint 40 à 41 degrés. Le malade, plongé dans la stupeur, ne tarde pas à être secoué par des convulsions; le délire apparaît ; tout fait songer à une méningite; puis, comme par enchantement, ce redoutable appareil symptomatique s'évanouit aussitôt que la détermination locale testiculaire apparaît.

Ces symptômes généraux, à physionomie grave, sont peu communs ; le plus souvent, quelque temps avant l'apparition de l'orchite, le malade est pris de frissons de recrudescence dans la fièvre, de nausées et même de vomissements.

Puis, les malades ressentent alors un sentiment de douleur sourde et de tension du côté du cordon. Il semble que la pesanteur du testicule se soit augmentée et tiraille douloureusement les organes auxquels il se rattache. On trouve alors, en examinant le testicule, qu'il est augmenté de volume. Angmentation de volume variable. Le testicule est plus dur, plus tendu qu'à l'état normal, il est peu douloureux à la pression.

Pendant quatre jours environ, le testicule devient plus gros, à ce point qu'il peut être doublé et même triplé. Quelquefois la tuméfaction et la douleur gagnent le cordon. La douleur est vive, augmentée par le toucher et par le moindre tiraillement. La peau des bourses est rouge ou violacée, tendue, infiltrée et comme œdémateuse, mais n'a pas la dureté spéciale du phlegmon. Dans ce cas, le testicule est considérablement augmenté de volume. Ces symptômes locaux ne s'observent guère que dans un état suraigu.

Il n'y a peu ou pas dépanchement dans la vaginale.

Ce n'est pas, contrairement à ce qui a eu lieu dans l'affection blennorhagique, l'épididyme qui est pris, mais le testicule. Le doigt le trouve plus dur, plus pesant, plus résistant qu'à l'état normal. Il est régulier, sans bosselure ; sa forme naturelle est à peu près conservée. L'épididyme, avons-nous dit, est rarement pris ; cependant M. Rillet a noté plusieurs cas d'épididymite.

Une fois, il a trouvé une résistance analogue à celle de l'albuginite syphilitique. L'induration persista longtemps à la queue de l'épididyme. Le gonflement testiculaire peut porter sur un seul testicule ou bien sur les deux. M. Rizet signale relativement aux orchites ce qu'il appelle un *effet croisé* : « La parotide droite se prenaît, dit-il, après le testicule gauche; la parotide gauche suivait, enfin le testicule droit. »

M. Laveran n'a jamais observé cette régularité singulière dans la marche de la maladie.

Une autre remarque de M. le Dr Rizet semble plus juste à cet auteur : « ce sont les parotides les plus légères qui s'accompagnent le plus souvent d'orchites et d'engorgements mammaires. »

5 ou 6 jours après le début de l'affection, tout ne tarde pas à rentrer dans l'ordre, et la terminaison se fait, dans la grande majorité des cas, par résolution.

Jamais ces orchites ne suppurent, dit M. Laveran ; c'est là une terminaison assurément bénigne, et qui semble confirmer l'opinion de Velpeau, qui disait que c'était là la moins grave des orchites connues.

Mais cette terminaison n'est pas toujours aussi heureuse, et des faits nombreux démontrent que l'orchite oureilleuse peut amener à sa suite l'atrophie du testicule.

Hamilton qui a, le premier, donné une description de cette affection, a rapporté deux cas d'atrophie testiculaire consécutive à l'orchite des oreillons. Un d'entre eux est relatif à un homme d'environ 40 ans, dont un testicule commença à se gonfler le quatrième jour après le début des oreillons; le cinquième jour, les deux testicules étaient pris. Après la cessation des accidents, le droit, qui avait été le plus malade, commença à s'atrophier, et à diminuer peu à peu de volume, jusqu'à être réduit à son enveloppe, qui ne représentait plus qu'un sac vide. Le deuxième cas est celui d'un jeune homme de 25 ans, chez lequel la tuméfaction parotidienne ayant disparu, les testicules commencèrent à se prendre. Celui qui avait été le plus tuméfié a été trouvé réduit bien au-dessous de son volume normal (1).

D'un autre côté, A. Cooper dit : « On a prétendu que le testicule s'atrophiait surtout dans cette maladie (oreillons avec orchite), mais je n'ai jamais observé cette terminaison dans ma pratique. L'atrophie du testicule est quelquefois le résultat de son inflammation vers l'âge de la puberté, quelle que soit la cause qui la détermine, alors. »

Velpeau, à l'art. Oreillons du Dict. en 30 vol., n'en parle pas.

Dans l'épidémie de Mont-Louis qui sévit sur la garnison, en 1828, M. Dogny remarqua 27 malades atteints d'orchite ; dans les 27 cas, il trouva l'atrophie plus ou moins complète du testicule atteint (1). Dans l'épidémie de Genève, Rillet observa après guérison chez 2 malades, une atrophie assez notable du testicule.

M. Chauvin, dans l'épidémie que nous avons relatée, sur 16 cas d'orchite, a vu six fois l'atrophie du testicule. M. Juloux, dans l'épidémie de Dijon, sur 14 malades d'orchite ourlienne, a noté sept fois l'atrophie du testicule. Enfin M. Laveran, dans une note lue à la Société de médecine des hôpitaux, en 1878, donne la statistique suivante : Sur 111 cas d'orchite ourlienne, 73 cas d'atrophie du testicule. Donc, 7 fois sur 10, atrophie de cet organe.

Cette terminaison est donc plus fréquente qu'on ne le pense, et, comme dit Grisolle, avec raison : « la rareté de cet accident n'est probablement qu'apparente ; les malades échappent à l'observation, avant que l'atro-

(1) Curling. Maladies du testicule. — Trad. Gosselin, p. 388.

phie ait eu le temps de se produire. » ou peut-être, quelques-uns, retenus par une fausse honte, cachent-ils leur infirmité. Dans la grande majorité des cas, c'est quand la fluxion du testicule a disparu, que se manifeste l'atrophie. Le testicule diminue peu à peu de volume, devient flasque, peut être réduit au tiers ou à la moitié de son volume normal, quelquefois moins encore ; puis, le travail atrophique cesse et l'organe reste définitivement atrophié.

Le testicule, ainsi atteint, doit voir sa sécrétion diminuer ou même suspendue complètement : chez certains individus où l'on n'avait noté qu'une atrophie testiculaire uni-latérale, on a vu la puissance génésique considérablement diminuée.

Dogny dit que plusieurs de ses malades furent frappés d'impuissance.

Sur 16 cas d'atrophie partielle du testicule, Laurens a noté 9 fois une diminution de la puissance virile et des appétits vénériens.

Quelquefois, l'atrophie s'arrête, le testicule reprend sa consistance normale et son volume ; cependant, elle persiste, en général. Le testicule opposé à celui qui était atrophié subit assez souvent une sorte d'hypertrophie compensatrice (1).

Quant à l'atrophie des deux testicules, à la suite d'orchite double, elle frappe d'impuissance, l'individu atteint.

Si les oreillons ont sévi sur des jeunes gens incomplètement formés et que l'orchite ait eu pour conséquence l'atrophie testiculaire, il peut se produire des cas de *féminisme*, consistant surtout en une hypertro-

(1) Rec. Mém. méd. chir. et pharm. mil., 1831.

phie de la mamelle; la peau reste glabre, et la voix prend un timbre plus aigu.

M. Lereboullet, professeur agrégé au Val-de-Grâce, dans un travail publié par lui dans la *Gazette hebdomadaire* de 1877, a rapporté des observations de gynécomastie, survenue à la suite d'atrophie du testicule, par orchite ourlienne.

Sur le sujet qu'observa M. Lereboullet dans son service, au Val-de-Gràce, le testicule avait à peine le volume d'un haricot, les seins étaient hypertrophiés. Ajoutons que chez ce même malade, observé deux mois plustard, M. Laveran (1) constata que l'hypertrophie mammaire avait un peu diminué.

Comment expliquer le processus atrophique qui frappe les testicules dans l'orchite des oreillons? M. Grisolle l'explique de ces deux façons:

1° Siége de l'affection dans le parenchyme, dans le corps même de l'organe. L'exsudat, formé dans le tissu cellulaire interstitiel étoufferait-il par compression, par prolifération l'élément glandulaire? Ou celui-ci, atteint directement, aboutit-il à la dégénérescence graisseuse?

2° Est-ce la nature générale spécifique de la maladie, l'infection, qui met en jeu toutes les localisations?

Cependant, l'affection ourlienne ne peut pas être considérée comme agissant sur le testicule, à la manière des inflammations graves, des troubles de la circulation ou de l'innervation. Il y a là une atrophie, dont l'intensité n'est pas en rapport avec le léger mouvement fluxionnaire qui l'a engendré, et, toutes les hypothèses qu'on a pu faire sur les lésions anatomiques du testicule sont infirmées par la rapidité avec laquelle s'opère la résolution de l'orchite. La détermination légère qui

(1) Laveran. Mal. et épid. des armées.

se fait sur le testicule ne suffit pas pour expliquer l'atrophie dont il est le siége. Il faut admettre qu'il y a une autre cause : celle-ci, pour nous, peut-être rapportée tout entière à l'action directe du poison ourlien sur la glande séminale.

Ovarite ourlienne. — Les observations de manifestations de l'affection ourlienne sur les ovaires ne sont pas communes dans la science, et cependant l'attention des médecins a dû être attirée de ce côté, en raison des analogies qui existent entre les ovaires et les testicules. Les auteurs des traités des maladies des femmes gardent un silence complet sur ce point. Grisolle, dans son traité de pathologie interne, dit qu'elle n'est pas prouvée. Trousseau, dans sa clinique, dit : « Chose remarquable, personne n'a noté la *métastase* des oreillons sur les ovaires, et cependant, ces organes étant considérés comme les analogues des testicules ; on pourrait penser qu'ils seraient plus spécialement aussi le siége des fluxions métastatiques dont nous parlons. »

Dans l'épidémie d'Arras, Rizet cite deux femmes atteintes d'oreillons, et âgées, l'une de vingt-neuf ans, l'autre de trente-deux, chez lesquelles le médecin traitant constata, dans le petit bassin, des douleurs très-intenses qui semblaient provenir des ovaires.

Voici une observation que nous trouvons dans la *thèse* de M. Bouteillier (1868).

Femme de 24 ans, entrée à l'hôpital, le 28 juin, avec un gonflement parotidien.

Le 21, elle se réveilla avec un gonflement peu douloureux des deux régions parotidiennes, sans rougeur notable. Mastication gênée ; la bouche est sèche ; pas de mal de gorge ;

elle n'a éprouvé ni frisson, ni fièvre; symptômes d'embarras gastrique.

Le 29, douleurs dans les deux fosses iliaques, douleurs dont le siége limité fait penser au gonflement des ovaires. Nausées dans la nuit; pas de frissons.

Le 30. La malade n'éprouve plus de douleurs que dans la fosse iliaque droite, où l'on sent bien une petite tumeur, un peu allongée dans le sens transversal, mobile, douloureuse à la pression, plus grosse que l'ovaire à l'état normal, mais occupant la région de cette glande.

1er juillet. Ovaire droit toujours très-douloureux. Rien à gauche, rien dans les grandes lèvres, ni dans les seins.

Le 3. Les douleurs dans la fosse iliaque droite vont en diminuant.

Le 13. Exeat.

Interrogée sur sa menstruation, elle dit avoir ses règles depuis quatre jours, lors de son entrée à l'hôpital; elles ont continué encore pendant vingt-quatre heures, quoiqu'elles ne durent habituellement que quatre jours. Cette femme, revue depuis, a dit qu'après sa sortie de l'hôpital, elle avait toujours été bien réglée. Les douleurs n'ont pas reparu dans la fosse iliaque.

Voici une autre observation que le Dr Meynet a publiée dans la *Gazette médicale de Lyon* (1866) :

Le 1er juin 1865, entrait dans le service du Dr Meynet, une jeune fille de 16 ans, de constitution chétive, d'un tempérament lymphatique nerveux. Cinq jours avant son entrée à l'hôpital, elle fut prise de fièvre, courbature : douleur et gonflement au niveau de l'angle de la mâchoire, du côté droit. Le lendemain de son entrée à l'hôpital, gonflement considérable œdémateux, occupant toute la région parotidienne droite, douleur très-vive, pas de changement de couleur à la peau, nausées, pouls à 92.

Le 3. Même état.

Le 8. Le gonflement a disparu. Mais, depuis la veille, un peu d'agitation, d'insomnie, la fièvre a recommencé. La malade se plaint d'une vive douleur dans le ventre, au niveau des deux fosses iliaques, mais surtout à droite. Palper abdominal très-sensible : on croit sentir un peu d'empâtement de l'ovaire du côté droit.

Le 10. Douleur du ventre nulle à gauche. La moindre pression à droite est extrêmement sensible. En palpant profondément, on sent, de ce côté, une tuméfaction notable, arrondie, occupant le siége de l'ovaire droit, et paraissant constitué par un engorgement de cet organe. Les jours suivants, la douleur est la même. L'empâtement est considérable : la fièvre est tombée ; état général meilleur.

Le 17, c'est-à-dire le neuvième jour des accidents, la douleur du ventre est très-diminuée, le palper permet de sentir une tumeur arrondie, assez mal circonscrite, du volume d'une grosse noix, située profondément dans la fosse iliaque droite, et donnant toujours au toucher une sensation de résistance.

Le 25. L'empâtement et la douleur persistent dans la fosse iliaque droite, quelques douleurs de reins, et un sentiment de pesanteur aux aines font penser qu'il s'agit peut-être d'un moliment hémorrhagique, indice de l'établissement des règles.

Le 27. Rien de nouveau. Cependant, le soir, la malade est reprise de fièvre et de douleurs aux angles de la mâchoire.

Le 28. La douleur du ventre et la tuméfaction ont complètement disparu. Le gonflement parotidien est double. Rougeur des amygdales, rougeur des piliers et du voile du palais, engorgement des ganglions sous-maxillaires, fièvre, langue couverte d'un enduit saburral.

3 juillet. Angine tonsillaire et gonflement diminués.

La malade se plaint de quelques douleurs dans le bas-ventre et dans les fosses iliaques, surtout à gauche.

Le 8. Epistaxis abondante, douleur dans les reins et dans le ventre, depuis cinq jours, empâtement léger de la fosse iliaque gauche.

Le 12. Pas d'écoulement menstruel, l'empâtement du ventre est moins prononcé, grande diminution des douleurs.

Le 26. Tout est rentré dans l'ordre, la malade sort guérie.

Notons que, dans ces deux observations, la douleur chez les deux femmes a occupé les deux fosses iliaques, puis ensuite, abandonnant l'ovaire gauche, elle a persisté dans le droit; mais, il ne faut pas ajouter à ces faits plus d'importance qu'ils n'en méritent.

Les symptômes observés au moment de la fluxion ovarienne sont ceux-ci : symptômes généraux très-variables, puisque dans l'observation de M. Bouteillier, la malade n'a eu que des nausées, pas de frissons, pas de fièvre. Dans le cas de M. Meynet, au contraire, symptômes généraux plus violents, perte d'appétit, mouvement fébrile assez intense, un peu d'agitation et d'insomnie. Les malades ont une douleur abdominale vive, la douleur occupe une ou les deux fosses iliaques et est limitée à la région occupée par l'ovaire atteint. A la palpation, on sent une tumeur de volume variable, plus grosse que l'ovaire à l'état normal, tumeur douloureuse à la pression, mobile; cette tuméfaction qui peut être allongée dans le sens transversal, occupe la place de l'ovaire. Puis, tous ces symptômes s'amendent, la fièvre tombe et disparaît, la douleur ne se fait plus sentir, et la malade guérit très-bien.

Les fonctions de la menstruation ne paraissent pas gênées dans la suite ; la malade de M. Bouteiller a toujours été très-bien réglée après la sortie de l'hôpital. Quant à la terminaison de l'ovarite, elle paraît toujours se faire par résolution.

La manifestation de l'affection ourlienne des ovaires est donc rare. En effet, ce n'est pas là qu'elle se fait habituellement, comme on pourrait l'admettre *à priori*, en comparant les ovaires aux testicules. C'est le plus souvent sur les grandes lèvres (Laghius, J. Franck) et sur les mamelles, comme Hamilton et Corzerey en citent des exemples.

Vulvite. — T. Laghius rapporte l'observation de la production du phénomène fluxionnaire sur les grandes lèvres. Walleix prétend que Franck observait ce fait. Pendant l'épidémie de Genève, le Dr Rillet ne vit qu'un seul cas de vulvite, chez une demoiselle de 26 ans : « la complication survint au cinquième jour d'un oreillon peu intense et disparut au bout de trois ou quatre jours. »

M. Fournier a publié une observation dans laquelle à a suite d'oreillons, les petites et les grandes lèvres ont présenté un gonflement considérable : ces parties affectées avaient un aspect eczémateux et étaient le siége d'une cuisson vive. Voici, du reste l'observation (*Journ. de méd. et de chir. prat.*) :

« Combattue par les applications d'ouate laudanisée, la tuméfaction parotidienne disparut, mais les petites lèvres se gonflent, les grandes lèvres offrent également un engorgement notable, avec aspect eczémateux, et cuisson très-vive. Toutefois, la résolution de cette seconde manifestation se fait en quelque sorte spontanément. »

Il n'est pas étonnant de voir les grandes lèvres sujettes aux manifestations ourliennes. Il y a, en effet, un rapprochement à faire entre le scrotum, chez l'homme et les grandes lèvres, chez la femme. L'origine des grandes lèvres et du scrotum est la même, l'embryogénie établit que des mêmes replis génitaux qui entourent le tubercule génital, lequel, plus tard, se transformera en pénis ou clitoris, naissent les grandes lèvres ; chez la femme, elles entourent de chaque côté la fente vulvaire ; chez l'homme, ces replis se soudent en raphée sur la ligne médiane et constituent le scrotum. En dehors de ces rapprochements embryogéniques, l'anatomie nous montre, dans ces deux organes, la présence de glandes sébacées et sudoripares, de follicules pileux, enfin de même pigment. Les grandes lèvres ont un dartos sous-cutané, semblable à celui de l'homme, mais en différant cependant par l'absence de fibres lisses.

Les symptômes de la vulvite ourlienne sont faciles. Sans réactions inflammatoires, sans symptômes généraux, les grandes lèvres présentent un gonflement variable dans son intensité. Les parties affectées sont rouges ou violacées, et elles sont le siége d'un prurit vulvaire, ou bien d'une sorte de cuisson ; de même pour le vagin.

Outre la douleur locale, les malades ressentent une douleur gravative aux aines et aux lombes, de plus, lors de ces localisations génitales, on a remarqué l'apparition des règles, en dehors de leur époque habituelle.

Rien de grave dans cette affection, et quelques jours suffisent pour en amener la résolution complète.

Mammite. — La manifestation des oreillons sur les mamelles est plus fréquente que sur l'ovaire. Le sein est, chez la femme, l'organe qui, après la parotide, est le plus souvent atteint par la maladie ; il correspond ici au testicule, pour la fréquence des poussées fluxionnaires dans l'affection qui nous occupe : « Elle (Mammite) est chez la femme une suite presque aussi commune des oreillons que l'orchite l'est chez l'homme. » (Laveran).

Un certain nombre d'auteurs ont souvent observé et décrit la congestion des glandes mammaires chez les femmes atteintes d'oreillons. Avant Hamilton, des médecins paraissent avoir observé la fluxion mammaire dans les oreillons. Hamilton dit qu'il a entendu parler de ce fait, mais qu'il ne se rappelle pas avoir vu les mamelles affectées.

Rochard, dans un article publié dans le *Journal général de médecine* de 1757, attribue l'engorgement mammaire à un traitement mal dirigé.

Ozanam, dans son *traité des maladies épidémiques*, rapporte ce fait de Cavallini qui observa une épidémie à Florence, et qui vit souvent la tuméfaction des parotides alterner avec celle des mamelles, chez les filles, et des testicules chez les enfants.

D'autres relations sont faites par Binet, Corzerey, etc.

Les observations qui sont dans la thèse du Dr Trainel, 1812, établissent d'une façon certaine l'engorgement mammaire dans les oreillons. Voici ses deux observations :

Obs. I. — Une demoiselle de 18 ans, dans la nuit du 20 au 21 avril 1807, sentit deux grosses tumeurs des joues, avec chaleur et rougeur de la peau, aux endroits douloureux.

Les tumeurs grossirent rapidement, pouls dur et fréquent, insomnie, langue blanchâtre, bouche sèche.

Le cinquième jour, disparition des tumeurs, dont l'une, la gauche, était plus volumineuse et plus douloureuse que la droite. Dans la journée, mamelles douloureuses, pouls élevé, peau brûlante, céphalalgie, langue sale, insomnie.

Le sixième jour, volume plus considérable des glandes mammaires, douleurs.

Le septième jour, sueurs abondantes, dégorgement des glandes et guérison sans traitement.

Obs. II. — Une femme de 30 ans, dans la soirée du 20 avril 1808, ressent dans la région parotidienne des douleurs très-vives. Le lendemain, apparition de deux tumeurs parotidiennes saillantes à travers la peau, avec chaleur et douleur : langue sèche.

Le troisième jour, augmentation du volume de ces tumeurs.

Le quatrième jour, elles diminuent de volume ; et le cinquième, elles sont flétries.

Le sixième jour, les seins deviennent douloureux et se tuméfient sans augmentation de chaleur.

Le septième jour, seins boursouflés, plus chauds, ils sont le siége de douleurs obtuses, le sommeil de la malade est agité.

Le huitième jour, sueurs abondantes, diminution du volume des seins.

Le neuvième jour, guérison.

Cette tuméfaction des seins, de même que l'ovarite, serait, dit M. Laveran, presque inconnue chez les enfants, pendant que les glandes mammaires ou les ovaires ne seraient pas encore entrés en fonction.

Cette manifestation de l'affection ourlienne sur les seins ne s'observe pas exclusivement chez la femme.

Dans l'épidémie d'Arras, M. Rizet nous montre trois petits garçons atteints de gonflement de la mamelle. Sur les vingt-deux sapeurs du 2e régiment du génie, qui eurent les oreillons, deux d'entr'eux eurent les mamelles douloureuses et engorgées ; l'un d'eux même vit sur l'une de ses mamelles se développer quatre seins supplémentaires. (Voir nos observations).

Le Dr Merlini rencontra, dans le cours d'une épidémie, un gonflement considérable des deux seins survenu sur un jeune homme de 16 ans, sans cependant qu'il y eût manifestation parotidienne. Cette tuméfaction des seins fut attribuée aux mêmes causes que celles qui déterminèrent la fluxion parotidienne épidémique.

Le Dr Sallaud, dans sa thèse cite le cas d'un militaire entré à l'hôpital pour une bronchite et cela, au moment où les oreillons étaient le plus nombreux. En même temps, ce soldat présenta un engorgement manifeste des seins.

Les symptômes d'engorgement de la glande mammaire sont les suivants :

L'état fébrile est, comme dans les autres manifestations d'affection ourlienne, variable suivant les cas, suivant les individus. Bien prononcés chez la malade de l'observation I, les symptômes généraux furent moins marqués que chez la malade de l'observation II ; celle-ci, en effet n'a eu simplement qu'un peu d'agitation dans son sommeil. Puis la glande augmente de volume, sa consistance change, elle est dure au toucher puis la douleur s'y manifeste en même temps qu'apparaît une augmentation notable de la chaleur locale. Ce sont là les symptômes paraissant constants. Souvent les malades éprouvent un sentiment de tension à l'épigastre et dans les aisselles. Pour M. Bonchut, l'état des seins se rapproche de celui qu'il présente dans l'engorgement des règles, ou dans l'engorgement lacté qui suit la parturition. Ensuite, en peu de jours, l'état général, la tuméfaction et la douleur locales s'amendent ; la guérison se fait rapidement par résolution. La maladie paraît durer de 3 à 5 jours.

Uréthrite. — L'orchite ourlienne peut s'accompagner d'un écoulement uréthral. Groffier en rapporte un cas; Grovin et Stoven-Hast, dans le *Journal de chirurgie* de 1845, observèrent en même temps que l'orchite ourlienne une sensibilité du cordon; puis des élancements se produisaient dans l'urèthre; les malades ressentaient comme une sensation de chaleur, d'ardeur dans le canal uréthral, au moment de l'émission des urines. Bientôt un liquide blanc, jaunâtre, se montrait à l'orifice du méat urinaire, s'écoulant de l'urèthre. La fluxion testiculaire cessant, ces symptômes disparaissaient pour reparaître quelquefois quelques jours après. Les malades nièrent tous la possibilité de l'infection vénérienne.

M. Malabouche, dans sa thèse, donne cette observation, qu'il emprunte à M. le Dr Spire :

Parotide gauche, concurremment avec une otorrhée; puis parotide droite. Après elle, orchite gauche avec écoulement blanc jaunâtre. Dès que ces deux accidens, au bout de huit jours, sont à peu près disparus, réapparition de la fièvre, orchite droite, et retour de l'écoulement. Sept jours après, guérison définitive et complète.

Cet écoulement n'a pas été seulement observé chez l'homme, il a été signalé aussi chez la femme.

Rien de plus simple que la symptomatologie de cette affection; s'il y a des symptômes généraux, on doit plutôt les mettre sur le compte de l'orchite ou de l'affection correspondante chez la femme. Quoi qu'il en soit, il se produit une sensation d'élancement, de cuisson dans le canal de l'urèthre; en urinant le malade ressent de la chaleur. La douleur est légère, puis il se produit un écoulement mucoso-purulent analogue à celui que l'on rencontre dans les premiers temps de la blennorrhagie.

En très-peu de jours guérison complète par résolution.

Prostatite. — Cette manifestation des oreillons sur la prostate paraît être très-rare, soit, en effet, qu'elle se produise peu fréquemment, soit, enfin, qu'elle échappe à l'observation par suite de la légèreté des symptômes qu'elle entraîne et qui peuvent passer inaperçus.

Groffier rapporte un cas de prostatite dans le cours des oreillons. M. le professeur Gosselin, dans la Clinique chirurgicale de la Charité (1876, nous montre un cas de prostatite ourlienne s'ajoutant à l'orchite. Voici l'observation en résumé :

Un jeune homme de 22 ans présente un gonflement peu douloureux du testicule lui-même, pas d'épididymite, pas de blennorrhagie. La partie supérieure du testicule est indurée et donne assez l'idée d'un noyau tuberculeux, autour duquel se ferait une poussée inflammatoire. Le toucher rectal est pratiqué : gonflement de la prostate, mais pas de noyaux durs et disséminés, que forment habituellement les tubercules superficiels de cet organe. Il y avait peut-être des tubercules profonds, enveloppés d'une prostatite générale. Cependant, la constitution du sujet et l'origine récente de l'orchite ne se prêtent point à l'hypothèse du tubercule. M. Gosselin demande au malade si quelques jours avant le gonflement du testicule, il n'avait pas eu un autre gonflement parotidien. Le malade répondit affirmativement. Au bout de trois jours, le gonflement du testicule avait disparu sans atrophie de l'organe, la prostate revenait aux dimensions d'une prostate normale. M. le professeur Gosselin en conclut que la *métastase* des oreillons peut se faire vers la prostate en même temps que vers le testicule ; que, sur le premier de ces organes, comme sur le deuxième, elle se traduit plutôt par une fluxion que par une inflammation, et qu'il faut se garder de prendre pour une prostatite symptomatique de tubercule cet état de la prostate, à la suite des oreillons.

Quels sont les symptômes de cette prostatite ?

Le plus souvent ils doivent passer inaperçus; les malades, d'après les rares observations que nous avons, n'appelant pas l'attention du médecin sur des symptômes qui pourraient faire penser à cet état local. Le toucher seul peut, par le gonflement de la prostate, révéler la part que cet organe prend dans les affections générales.

Cependant peut-être, dans un état suraigu, pourrait-on observer de la douleur gravative vers l'anus et le périnée ; il y aurait aussi difficulté de la miction s'accentuant de plus en plus ; le malade urinerait goutte à goutte avec douleur : cette dysurie aboutirait, croyons-nous, rarement à la rétention d'urine, ce qui serait plutôt le fait d'une inflammation aiguë de la prostate. Peut-être y aurait-il du ténesme rectal.

Complications.

Nous avons vu que la tumeur parotidienne se terminait le plus souvent par résolution et ne laissait pas de traces. Cependant on peut voir cette détermination locale se terminer rarement, il est vrai, par suppuration.

M. Rillet dans l'épidémie de Genève ne vit pas une seule fois les parotides suppurer. Les faits se sont passés ainsi dans l'épidémie d'Arras. Cependant, à Neustadt, on a signalé une épidémie d'oreillons suppurés.

En 1869 M. Laveran, à l'hôpital militaire de Saint-Martin, ne vit qu'un seul cas aboutir à la suppuration.

Le malade n'avait eu qu'un oreillon assez volumineux à droite ; dix jours après son entrée à l'hôpital la suppuration était établie.

Quand les ourles doivent se terminer par suppuration on voit alors, vers le cinquième ou le sixième jour, les phénomènes inflammatoires s'accentuer, la fièvre s'accroître, ou s'allumer si elle n'existait pas ; le malade est pris de frisson : localement, la tension augmente dans la région parotidienne, ainsi que la rougeur et la douleur. L'empâtement de la région, qui n'était qu'œdémateuse, prend une dureté franchement phlegmoneuse ; l'œdème périphérique augmente, et toute la région prend cette teinte rouge livide particulière au phlegmon. En même temps que la gêne fonctionnelle devient de plus en plus marquée, que les douleurs s'exaspèrent sous forme de battements quelquefois atroces, la région s'accumine en un de ses points, se ramollit. La fluctuation devient alors manifeste et il se forme un abcès superficiel, qui guérit promptement après qu'on l'a incisé. Si l'on n'incisait pas,le pus pourrait fuser dans les régions voisines et donner lieu à des accidents, tels que l'otorrhée, fistules salivaires, etc.

En traitant des symptômes nous avons montré que la tumeur parotidienne a un volume variable ; le plus souvent il est peu considérable et dépasse rarement l'angle de la mâchoire. Mais dans d'autres cas il s'étend au cou, même à la poitrine ; tuméfaction énorme qui peut entraîner une terminaison funeste, comme il y en a des exemples. Ainsi, Bougard (*Journ. de méd.* de Bruxelles, 1806) rapporte le cas d'un homme dont les oreillons etaient si volumineux qu'ils comprimèrent la trachée et le larynx et entraînèrent la mort par asphyxie. La tumeur peut aussi, par compression des veines jugulaires, gêner le cours en retour du sang et causer tous les dangers qui résultent de cette congestion cérébrale par stase, dyspnée, accès de suffocation, délire, coma, etc.

Le gonflement peut aussi gagner l'isthme du gosier, et Tourtelles a relaté deux cas d'œdème de la glotte qui causèrent la mort au malade.

Chez les scrofuleux le gonflement des ganglions sous-maxillaires peut persister après la disparition de la fluxion parotidienne, d'où des tumeurs persistantes présentant cette marche chronique qu'elles ont ordinairement chez les strumeux (1). Notons aussi, chez les enfants et chez les sujets nerveux, du délire et des convulsions, sans doute résultant de l'excitation des centres nerveux par l'appareil fébrile, peut-être par action directe du poison oureilleux sur ces centres.

Cette action du poison ourlien paraît encore plus manifeste lorsque des accidents typhoïdes apparaissent dans le cours des oreillons. Ils ont été observés et signalés depuis bien longtemps. Ainsi Hamilton, dans le récit des épidémies de Linn et d'Edimbourg, cite des individus qui, après avoir eu du délire et des convulsions, tombèrent dans le coma et moururent.

Chomel, Trousseau et Rillet notaient les symptômes suivants : épistaxis, céphalalgie, insomnie, prostration, stupeur, langue sèche et fuligineuse, diarrhée, râle sibilant, etc. Ces symptômes ont été observés lorsque la fluxion parotidienne est séparée de la fluxion testiculaire par un temps d'arrêt.

M. le professeur Colin, dans l'épidémie qu'il observa

(1) D'Heilly. Nouveau Dict. de méd. et de chir. prat. Art. Oreillons.

dans son service au Val-de-Grâce, en 1875 et 1876, vit chez deux malades, au moment où les tumeurs parotidiennes se dissipaient, les symptômes suivants : épistaxis deux ou trois fois par jour, perte complète du sommeil, fièvre, adynamie, symptômes qui, dit-il, rappelaient absolument ceux de la fièvre typhoïde.

Dans l'épidémie de Genève M. Rillet, dans celle d'Arras M. Rizet, montrent des malades atteints par l'épidémie présenter des symptômes typhiques, épistaxis, douleurs des fosses iliaques, gargouillements dans ces régions, état de stupeur, avec conservation cependant des facultés intellectuelles.

M. Juloux, dans l'épidémie de Dijon, eut un malade qui présenta tous les symptômes de la fièvre typhoïde : peau sèche, brûlante, langue fuligineuse, douleur abdominale, diarrhée, stupeur, etc. Le malade guérit en quatre jours.

Cependant la gravité de ces symptômes n'est le plus souvent qu'apparente. Intermédiaires qu'ils sont entre la tuméfaction parotidienne et la tuméfaction du testicule, ils disparaissent le plus souvent au moment où apparaît cette dernière manifestation de la maladie.

Il est bien difficile de rapporter tous ces symptômes à une affection *a frigore* Ils sont dus évidemment à l'action d'un poison affectant l'organisme.

M. Juloux le pense ainsi. La maladie se développe sous ses yeux par foyers dans plusieurs casernes, pendant que l'une d'elles est épargnée. Elle n'est donc pas seulement liée aux variations atmosphériques (Gailhard).

Ces accidents typhoïdes sont-ils produits par l'action du poison ourlien modifiant profondément l'organisme et y déterminant un catarrhe gastro-intestinal intense, et faut-il admettre, comme le fait M. le professeur Colin dans son Traité des fièvres intermittentes, qu'un mouvement fébrile violent, caractérisé par l'intensité des accidents gastro-intestinaux, pourrait entraîner le développement de la fièvre typhoïde? ou bien si, dans certains cas, le cours des oreillons a été troublé par des symptômes typhoïdes, cela pourrait-il tenir, suivant l'explication donnée par quelques auteurs, à ce que l'action exercée par le poison ourlien sur la muqueuse intestinale en a perverti les fonctions? Or, si nous nous en rapportons à la doctrine de Stich, que l'homme porte en lui-même les matériaux d'une intoxication putride, comme celle de la typhoïde, par exemple, et que ces matériaux sont journellement détruits par le fonctionnement physiologiques de ces organes, on pourrait admettre que l'action antizymotique normale ait été suspendue par l'altération anatomique et physiologique de l'intestin, et que, par conséquent, la fièvre typhoïde se développe?

Toutefois, il faut bien reconnaître que cette dernière explication est en grande partie hypothétique, car s'il est des cas nombreux d'embarras gastriques suivis de symptômes de dothiénentérie, ne voyons-nous pas journellement des individus atteints d'affections gastro-intestinales graves ne jamais ressentir les atteintes du typhus abdominal.

2° *Déterminations sur l'appareil digestif.* — Les oreillons exercent aussi leur influence sur la muqueuse buccale, et si la glande parotide est un lieu spécial d'élection pour l'activité morbifique du poison oureilleux, la glande muqueuse et la cavité buccale, les amygdales et les glandes sous-maxillaires sont aussi atteintes dans quelques cas. Nous en avons rapporté des observations.

Ainsi on voit la fluxion se manifester par du gonflement et de la rougeur des amygdales : par une rougeur plus ou moins intense des piliers et du voile du palais, par des douleurs d'un caractère variable, douleurs se manifestant surtout pendant la déglutition, enfin par la sécheresse de la bouche. Le processus morbide peut en se propageant suivant la trompe d'Eustache déterminer une phlegmasie plus ou moins vive de l'oreille moyenne. Chez quelques malades, dit Ressiguier, « la fluxion catarrhale des parotides... envahit le conduit auditif et l'oreille moyenne, et a donné lieu à des otites, dont les accidents ont été des otorrhées légères et la perte momentanée de l'ouïe. » Et encore, d'après Bergeron : « on peut voir après les oreillons persister une surdité définitive, s'il y a eu de l'otite. »

Il existe aussi dans la science bon nombre d'observations de stomatites, d'angines pharyngées ou tonsillaires survenues dans le cours des oreillons. Ainsi M. Gailhard, dans sa thèse, cite deux cas d'amygdalite, l'une chez un caporal du 3e régiment d'infanterie de marine qui s'est terminée par résolution ; l'autre chez un matelot du *Travailleur* s'est terminée par suppuration.

M. Jobard, d'un autre côté, dit : « La plupart des coolies qui se présentaient à la visite atteints d'oreillons, offraient en même temps une stomatite accompagnée du dépouillement de l'épithélium de la langue. »

M. Malabouche, dans sa thèse, ajoute : « On doit aussi noter une hyperémie du pharynx, du voile du palais et des amygdales. Cette localisation a été constatée par la plupart des observateurs. M. Ressiguier l'a constatée sur 5 malades. »

Dans bien des cas d'oreillons, il a été signalé la présence d'un catarrhe gastro-intestinal, mais les vomissements ne peuvent avoir de valeur diagnostique qu'autant qu'il n'y a pas d'état fébrile. Il y en a des exemples dans la science. Ainsi Lagghi pendant l'épidémie de Bologne de 1753, Borsieri pendant celle de Milan en 1782, observèrent des malades atteints de vomissements, alors que la fièvre et le gonflement parotidien s'étaient dissipés : l'orchite n'apparaissait pas encore.

Groffier observa aussi ces faits : il n'y voit un transport de l'humeur catarrhale sur ces différents organes.

Ozanam (loc. cit.) dit : les oreillons peuvent se compliquer, avec l'irritation des membranes du canal digestif. »

— M. Gailhard dit que M. le professeur Combal a observé 5 fois sur 6 cette complication chez les malades. Elle se caractérisait par la rougeur de la pointe de la langue, par des douleurs intestinales, par une tension de l'épigastre, etc.

— Du côté du foie, les manifestations de l'affection ourlienne sont plus rares. M. le Dr Thierry de Maugras a cependant constaté que chez la plupart des malades qu'il a observés en Afrique « Il y avait propagation du catarrhe gastro-intestinal aux voies biliaires. » Le Dr Ressignier vit la fluxion parotidienne se compliquer de l'élément gastrique bilieux. Dans cette complication, la face et les sclérotiques prenaient une teinte ictérique, la langue se couvrait d'un enduit jaunâtre ; il y avait des nausées et vomissements, etc.

Le système digestif peut donc être lésé par le poison oureilleux, lequel manifeste son influence par un état catarrhal plus ou moins prononcé, très-rarement grave, et dont nous avons noté les principaux symptômes dans le cours de cette énumération.

Manifestation sur l'appareil respiratoire. — Ces accidents ont été signalés depuis bien longtemps, puisque Hippocrate, dans la description qu'il nous donne de l'épidémie de Thasos, signale une toux sèche, et altération de la voix, chez beaucoup de malades. Il regarde l'augmentation dans la mortalité des phthisiques, et même la production de phthisies nouvelles, comme causées par l'influence épidémique qui régnait alors.

Chez plusieurs de ses malades, M. Salland a observé du coryza « paraissant tout à fait sous la dépendance des oreillons et disparaissant avec eux. »

M. Gailhard, à l'hôpital de la marine de Rochefort, a noté plusieurs cas de trouble dans les organes respiratoires, survenus dans le cours de l'affection ourlienne.

Le tissu pulmonaire lui-même, soit directement, soit par propagation, est souvent atteint. M. Gailhard a observé personnellement des accidents pulmonaires, dans les oreillons; pneumonie, broncho et pleuro-pneumonie. Dans une observation, rapportée par M. Gailhard, le malade a été emporté par une de ces pneumonies.

Cette terminaison des manifestations pulmonaires des oreillons est heureusement l'exception, et, le plus ordinairement, le pronostic est favorable, comme le montrent plusieurs observations, consignées dans le travail de M. Sallaud.

Les symptômes présentés par les complications du côté des organes de la respiration n'offrent rien de particulier et sont les mêmes que les symptômes classiques décrits partout, à propos de la phlegmasie de ces organes.

Manifestations sur les méninges et l'encéphale. — Hamilton est, croyons-nous, le premier qui ait signalé les complications cérébrales dans les oreillons : il les observa en Ecosse sur les garnisons de Linu, (1758) et d'Edimbourg (1761).

Il dit, en effet, qu'il remarqua des malades atteints de délire et de convulsions, malades que la mort ne tardait pas à emporter.

Lagghi, plus tard, et Borsieri, signalèrent la céphalalgie comme phénomène *métastatique* de l'affection ourlienne.

Astley Cooper, Ressignier, Groffier, mentionnent des cas d'oreillons, dans lesquels apparurent des accidents cérébraux ou méningitiques, mortels dans plusieurs cas. A. Cooper rapporte ce fait : « J'ai vu chez un enfant d'environ 12 ans la disparition soudaine de l'engorgement des glandes salivaires, à la suite de lotions, faites avec de l'alcool et de la solution de sous-acétate de plomb ; disparition suivie de symptômes de compression du cerveau, auxquels succéda le délire : l'enfant mourut en moins de 8 jours. »

Dans sa thèse, le Dr Malabouche rapporte aussi un cas suivi de mort.

Le Dr Trénel cite 2 exemples de symptômes cérébraux mortels. Cependant, MM. Rilliet et Barthez déclarent n'avoir pas observé ces accidents.

M. Gillet, dans la *Gazette des Hôpitaux* (1873), cite l'observation suivante :

Un jeune conscrit de bonne constitution a un engorgement parotido-maxillaire du côté droit, dont il ne prend pas soin.

Il va dans un village voisin ; au retour, il se sent moins bien. Le soir du 4me jour de la maladie, il s'endort, cependant, sans être sérieusement malade. Vers 11 heures du soir, il se lève tout-à-coup, fait quelques pas, complètement inconscient de ses actes, puis s'affaisse sur le plancher et perd connaissance. On le relève, on le réchauffe, l'intelligence revient. Il se plaint d'un froid intense auquel les frictions et les applications chaudes ne remédient pas. Cependant, il se dit mieux ; mais, peu de temps après, il se sent pris de malaise, perd connaissance de nouveau, et, assez rapidement, il meurt. Dans la journée, ce malade n'avait présenté ni gêne de la déglutition, ni gêne de la respiration.

M. Gillet attribue cette fin à la mort par le cerveau. »

M. Bouchut n'a pas d'observations personnelles de méningite et d'encéphalite ourlienne, « mais, on a vu, dit-il, des malades chez lesquels ces accidents ont été traversés par des phénomènes d'inflammation aiguë des méninges ou du cerveau, de manière à occasionner la mort. A par l'explication qui en a été donnée, le fait est et restera. » M. Bouchut admet donc que les oreillons peuvent donner lieu à des manifestations cérébrales. Trousseau, dans sa Clinique, Grisolle, dans la *Gazette des Hôpitaux* de 1866, ont insisté sur les symptômes nerveux, tels que fièvre vive (40 à 41°), convulsions, délire, état typhoïde, qui peuvent précéder l'apparition des orchites et inspirer de grandes craintes si on n'est prévenu de la possibilité de ces accidents.

M. Jaccoud dit : « Quelques faits, mais en petit nombre, démontrent la possibilité d'une mort prompte dans le délire et les convulsions par suite de fluxions séreuses sur les méninges. »

M. le médecin-major Laveran rapporte aussi ce fait, dans son Traité des maladies et épidémies des Armées :

« Au mois de janvier 1875, je recevais, dans mon service, au Val-de-Grâce, un militaire qui présentait les symptômes suivants : fièvre intense (39°,6 le matin, 40°,8 le soir), le pouls (60 à 70) n'était pas en rapport avec l'élévation de la température : nausées et vomissements bilieux, céphalalgie frontale extrêmement vive, vertige, malaise général, insomnie, rêvasserie, constipation. Ces accidents ont été seulement de vingt-quatre heures. J'étais sur le point de diagnostiquer une méningite de la convexité, quand le malade accusa une douleur au testicule droit : ce testicule était doublé de volume, douloureux à la pression, pas de trace d'écoulement blennorrhagique ; la tuméfaction siégeait, du reste, dans le testicule lui-même et non dans l'épididyme. Malgré la gravité apparente des symptômes, je portai un diagnostic favorable. En effet, quarante-huit heures après son entrée à l'hôpital, la défervescence se produisait rapidement et tous les symptômes nerveux disparaissaient.

J'appris plus tard qu'il y avait eu une petite épidémie d'oreillons dans le régiment de notre militaire, mais que tous les autres malades avaient été traités à l'infirmerie. »

Ce qu'il y a d'important à noter, dans ces manifestations des oreillons sur le cerveau et les méninges, c'est qu'ils se terminent le moins souvent par la mort : la guérison est ordinairement rapide et complète.

Les cas mortels sont difficiles à expliquer, les données manquant sur la méningite ou l'encéphalite ourlienne. Les malades succombent-ils par suite d'une altération analogue à celle qui se produit dans le rhumatisme cérébral ?

« La cervelle, dit M. le professeur Peter (Union médicale, 1877), est atteinte parfois d'une façon tellement rapide qu'on en est encore à ignorer la lésion, tout s'est dissipé après la mort. »

La mort est-elle causée, comme le pense M. Gailhard, par la congestion active et violente du réseau capillaire et de sa trame celluleuse, dans une étendue plus ou moins grande? Y a-t-il œdème cérébral, hydropisie ventriculaire ou arachnoïdienne? Y a-t-il thrombose ou embolie? Enfin, peut-on admettre qu'il y ait action dircete du poison ourlien sur les centres nerveux, sur les méninges, poison qui, par son action locale, déterminerait l'irritation de ces organes et produirait ainsi les phénomènes nerveux que nous avons relatés?

Les symptômes observés sont ceux que présente la méningite ou l'encéphalite aiguë. Nous ne nons étendrons donc pas sur leur description.

Quant à la terminaison de l'affection elle est ordinairement heureuse, les accidents disparaissent avec l'apparition de l'orchite.

Anasarque.—Albuminurie. — L'anasarque et l'albuminurie sont assez rares dans le cour des oreillons. Pratolongo signala à Gênes, en 1782, une anasarque « en tout semblable à celle qui survient dans la scarlatine. » Cette anasarque fut sans gravité. Il y avait aussi albuminurie concomitante. En 1856, dans la garnison du Fort-Carré, à Antibes, M. le docteur Renard constata sur un des soldats, atteint par l'épidémie ourlienne, une anasarque généralisée et sur deux autres ayant également les oreillons, il observa des œdèmes moins prononcés. Les urines examinées furent trouvées albumineuses. Cette complication n'eut d'ailleurs aucune gravité. M. Renard explique ces phénomènes par une fluxion légère qui se fait sur les reins, comme d'autres se produisent sur la région des parotides et des bourses.

En 1874, M. le professeur Colin observa, chez un soldat convalescent atteint d'oreillons, de l'œdème des extrémités, de la boursouflure de la face. Cet homme guérit rapidement sans accidents.

En 1875, le même auteur vit, au Val-de-Grâce, dès le début des oreillons, se développer, chez un soldat de la garde républicaine, une anasarque généralisée avec albuminurie et rétinite albuminurique. Le malade était atteint aussi d'orchite oureilleuse. Au bout d'un mois se manifestaient les symptômes de l'urémie convulsive et le malade mourait. L'autopsie fut faite et l'on reconnut que les reins étaient le siége d'une néphrite exsudative.

M. Colin rattache avec raison la lésion rénale à l'extension aux reins de la détermination locale, qui avait frappé successivement la parotide et la glande séminale; détermination locale, qui s'était opérée sur l'ensemble des organes génito-urinaires, entraînant non-seulement l'orchite, mais aussi la néphrite.

Les cas d'œdème sans albuminurie, de même que ceux d'albuminurie passagère, doivent être rapportés à une fluxion simple des reins, entravant le fonctionnement normal de l'organe.

Déterminations du côté des yeux. — Les oreillons peuvent amener des complications du côté des organes de la vision.

Groffier signale « le transport de l'humeur fluxionnaire » des ourles sur les yeux. On peut observer une conjonctivite catarrhale, de même que le catarrhe des voies lacrymales. Nous en rapportons plus loin une observation. En ce qui concerne la vision, l'amblyopie et l'amaurose se rattachent vraisenblement à l'albuminurie.

Il en est de même pour la rétinite. Quant à la conjonctivite, nous croyons pouvoir la rapporter à l'action directe du poison ourlien sur les conjonctives.

M. le médecin-major Hatry, dans l'épidémie qui régna à Lyon en 1875-76, signale les faits suivants : un cuirassier, dans le cours d'oreillons énormes, est atteint de conjonctivlte ; puis, ce malade vit s'altérer en lui la notion des couleurs : il eut de l'obnubilation. L'examen ophthalmoscopique fut pratiqué, non-seulement sur lui, mais encore sur seize sujets atteints d'oreillons, et on observa ceci : diminution de l'acuité visuelle, notion des couleurs altérée, brouillard, photophobie, vertige, œdème des paupières, flexuosité et turgescence des veines et artères du fond de l'œil, hyperémie recouvrant la papille.

M. Hatry explique ces phénomènes par ce fait, que, les oreillons, étant très-volumineux, déterminent la compression des vaisseaux du cou, ce qui amène une compression passive, dans les cavités intra-crâniennes et intra-orbitaires. M. Hatry considère comme bénin le pronostic de ces troubles du côté des organes de la vision. (Recueil des mémoires de médecine et de chirurgie militaires, 1876.)

Nous allons rapporter quelques observations montrant les complications dont nous avons parlé.

Obs. I. — *Oreillons doubles. — Orchite gauche. — Accidents pulmonaires. — Amygdalite.* — 20 Janvier 1876, Colmette, soldat au 3e régiment d'infanterie de marine. Malade depuis 10 jours ; fièvre, oreillons doubles.

Depuis trois jours, orchite volumineuse gauche, état saburral, diarrhée.

Matin. T. 39°,8 — P. 96.
Soir. T. 39°,6 — P. 104.

Le 21. Céphalalgie, hyperesthésie du cuir chevelu.

Matin. T. 37°. — P. 72.
Soir. T. 36°,4. — P. 64

Diarrhée.

Matin T. 36°,6. — P. 60.
Soir. T. 36°,2. — P. 60.

Le 23. La parotide persiste à droite.

Matin. T. 37°,2. — P. 60.
Soir. T. 37°. — P. 60.

Le 24. Tuméfactions parotidiennes et testiculaires disparaissent.

Matin. T. 37°. — P. 60.
Soir. T. 36°,4. — P. 64.

Le 25. Dans la soirée, frissons, fièvre, céphalalgie, état saburral.

Matin. T. 37°,2. — P. 60.
Soir. T. 37°,4. — P. 72.

Ipéca, application d'un vésicatoire.

Le 26. Bronchite, fièvre.

Matin. T. 39°,4. — P. 116.
Soir. T. 40°,2. — P. 114.

Le 27. Insomnie, crachats teintés en jaune : amygdalite.

Matin. T. 38°. — P. 96.
Soir. T. 37°. — P. 76.

Le 28. Même état.

Le 29. Quelques crachats rouillés.

6 février. Exeat. (Gailhard. *Loc. cit.*)

Obs. II. *Amygdalite avec angine.* — *Conjonctivite.* — Laparègre, soldat au 2e régiment d'infanterie, entré le 9 février 1876 à l'hôpital.

Malade depuis quatre jours : oreillons doubles limités aux parotides. Dysphagie, vive rougeur de la muqueuse de l'isthme du gosier ; gonflement des amygdales. Pas de réaction générale. Appétit.

Le 14. L'angine a presque disparu, les tumeurs parotidiennes sont un peu moins prononcées et surtout plus molles que les jours précédents. Gêne et douleur du côté des yeux, conjonctivite oculo-palpébrale double

Le 16. Plus d'angine, oreillons à peu près complètement effacés. Du côté des conjonctives, vive rougeur, cuisson : sécrétion muqueuse abondante.

Le 18. Douleur conjonctivale très vive.

Le 20. Régions parotidiennes normales. Rougeur intense et conjonctive, sécrétion un peu moindre. Douleur notablement apaisée.

Le 22. Plus de phénomènes aigus.

Le 27. Le malade sort guéri. (Gailhard. *Loc. cit.*)

Obs. III. *Parotide, orchite gauche, adynamie.* — Raoul, 22 ans, matelot de troisième classe, de la division des équipages de la flotte.

10 octobre, entrée à l'hôpital ; a été pris il y a quinze jours de parotide, pour laquelle il n'a demandé aucun traitement à la division. Douleur dans la gorge et dans la région parotidienne. Il y a trois jours, le testicule gauche est devenu douloureux et a commencé à grossir. Langue blanche, très-chargée, peau chaude, état de stupeur, selles irrégulières.

Le 11. Même état, langue chargée, pas de garde-robe.

Matin. T. 37°. — P. 92.
Soir. T. 37°. — P. 60.

Le 12. Amélioration, moins d'abattement, engorgement parotidien presque complètement disparu, l'orchite diminue.

Matin. T. 36°. — P. 70.
Soir. T. 37°,2. — P. 64.

Le 23. Mieux sensible, l'orchite se résout.

Matin. T. 35°,8. — P. 44.
Soir. T. 35°,8. — P. 60.

Le 24. Le malade, abattu, répond à peine aux questions. On ne peut nulle part localiser quelques désordres qui rendent compte de cette stupeur.

Le 28. Exeat. (Gailhard. *Loc. cit.*)

Obs. IV. *Oreillons et orchites doubles. Epistaxis répétées. Accidents nerveux (cataleptiformes).* — 16 janvier 1876, Garrot, soldat au 2e régiment d'infanterie de marine.

Malade depuis huit jours ; fièvres, oreillons doubles, douloureux au début : épistaxis répétées, dont l'une très-abondante. Tuméfaction parotidienne, langue sale à la base, rouge à la pointe et sur les bords, gargouillement iliaque droit, constipation depuis quatre jours. Anorexie, peau chaude, céphalalgie, muqueuses pâles, rien du côté des voies respiratoires.

Soir. Epistaxis. — P. 108.
Le 17. T. 42°,6. — P. 100.

Ventre tendu, état saburral, stupeur, pas de selles, gonflement des deux testicules, surtout à gauche ; oreillons presque disparus, un peu de toux.

Le soir. Langue humide, ventre moins tendu, facies animé, peau sèche, moins de stupeur, selles.

Le 18. P. 100. T. 40°,4.

Etat saburral persistant, tuméfaction considérable des deux testicules.

Soir... P. 96. — T. 40°,6.

Langue sèche, encore un peu de gonflement parotidien, même état des orchites, urines acides, dépôt considérable d'urates et d'albumine.

Le soir. Coma analogue à celui qui succède à une attaque d'épilepsie : comme signes prémonitoires, le malade avait eu un remuement incessant des lèvres, écume abondante et visqueuse aux lèvres, urines et selles involontaires, mâchoire serrée, insensibilité complète au pincement, pas de connaissance, le corps est plié en deux, le bras droit relevé verticalement reste dans cette position, le gauche retombe inerte, pouls 100, respiration calme, muscles de la nuque contractés, mydriase, yeux convulsés en haut et en dehors.

A 6 h. et demie, le malade soulève les paupières, le regard est fixe et terne ; plus d'écume à la bouche, insensibilité, pouls fréquent, épistaxis.

A sept h., crachements répétés ; le malade exécute quelques mouvements, déglutition des liquides impossible.

A 8 h., l'intelligence est revenue.

Dans la nuit, subdélirium. Le malade est tombé sur son lit sans en avoir conscience.

Le 19. Stupeur, pupilles dilatées, tête renversée en arrière, fort subdélire, même état des testicules et œdème au scrotum.

Matin.. T. 38°,8. — P. 92.
Soir... T. 39°,5. — P. 88.

Le 20. Délirium dans la nuit, stupeur moindre, la résolution testiculaire commence.

Matin.. T. 36°,8. — P. 72.
Soir... T. 37°,0. — P. 68.

Les 21 et 22. La résolution testiculaire se continue, plus de troubles généraux.

Le 25. Gonflement testiculaire disparu.

2 février. Exéat.

L'observation suivante a été recueillie par M. Lemarchand (1), dans le service de M. le professeur Colin, au Val-de-Grâce.

Obs. V. *Orchite. Oreillons. Albuminurie. Mort.* — Lorain, âgé de 24 ans, soldat à la garde républicaine.

Le 23 octobre, étant de garde, il ressentit une gêne douloureuse dans les testicules, qui se tuméfièrent simultanément, avec prédominance du gonflement à droite; il se fit relever de garde, regagna la caserne et se mit au lit.

Dans la soirée du lendemain, 24 octobre, se développa une tuméfaction de la région parotidienne gauche, sans qu'aucun mouvement fébrile bien marqué se soit manifesté.

Pendant que cette tuméfaction allait en s'accroissant, la face devint bouffie, et l'infiltration œdémateuse du tissu cellulaire gagna rapidement tout le tronc et notamment le scrotum. L'examen des urines, fait par le médecin du corps, y dénota de l'albumine.

Le 30 octobre, le malade entre au Val-de-Grâce. On constata à son entrée l'œdème de tous les tissus cellulaires et une quantité considérable d'albumine dans les urines. Le côté droit de la face est tuméfié au niveau de la parotide,

(1) Thèse de Paris, 1876.

qui a été atteinte au moment ou disparaissait la tuméfaction de la parotide gauche.

Le 6 novembre, il accusa quelques troubles de la vision. A parti du 10, le malade se plaint d'une gêne notable pour respirer, et, en même temps, d'une céphalalgie gravative, qui le tient éveillé une partie de la nuit.

Le 13. Crise convulsive épileptiforme, suivie de coma.

Du 12 au 13, il n'avait été rendu que 300 centimètres c. d'urine; analysée, cette urine renfermait 10 gr. 99 d'urée et 20 gr. 08 d'albumine par litre.

Quatre sangsues furent appliquées aux apophyses mastoïdes; le sang renfermait une quantité notable d'urée et était riche en graisse.

Les 14 et 15. Crises analogues suivies de coma. Céphalalgie très-intense, la vue s'obscurcit de plus en plus.

Le 17. Dyspnée intense, râles trachéaux. A l'auscultation de la poitrine, on entend des râles sibilants, muqueux, généralisés. Battements du cœur, profonds, précipités. Signes d'épanchement dans le péritoine.

Le 18. Accès d'étouffements pendant la nuit. Dyspnée pendant la journée ; visage cyanosé.

Le 19. Orthopnée. Pouls radial insensible ; diarrhée.

Le 20. Amélioration ; respiration moins gênée.

Le 21. La dyspnée augmente; la face se cyanose. Le malade sucombe par asphyxie dans la soirée.

Autopsie. — Les reins sont volumineux; le rein gauche présente des altérations plus avancées. La capsule, peu adhérente, se détache facilement; elle présente une coloration d'un blanc jaunâtre, avec des arborisations vasculaires. A la coupe, la substance corticale présente une teinte générale jaunâtre ; sur ce fond, des taches blanches irrégulières, ayant l'aspect de taches graisseuses. Dans l'intervalle, des points hyperémiés. Les principales altérations du rein droit portent aussi sur la substance corticale qui est plus congestionnée que celle du rein gauche.

M. le professeur agrégé Laveran, ayant fait l'examen histologique de ces organes, constata ce qui suit :

Les altérations du rein droit portent presque exclusivement sur la substance corticale, ainsi que le faisait prévoir l'examen macroscopique; le tissu conjonctif présente des traces manifestes d'inflammation. Il a dissocié, comprimé les tubuli; on trouve çà et là de jeunes cellules provenant de proliférations des cellules plasmatiques; il y a donc néphrite interstitielle aiguë, mais cette néphrite interstitielle n'est pas sans mélange de néphrite épithéliale. Un grand nombre de tubuli sont remplis par des cylindres fibrineux, d'autres renferment de grandes cellules arrondies, granulo-graisseuses, qui sont évidemment des cellules épithéliales en voie de dégénérescence. Ce qui attire surtout l'attention, à l'examen des coupes provenant de ce rein, c'est l'existence d'un grand nombre de cristaux isolés ou agglomérés, qui correspondent exactement aux petits points blancs qui avaient été notés à l'examen macroscopique, et qu'on avait pu attribuer, au premier abord, à une dégénérescence de l'épithélium plus avancée en certains points que dans d'autres. Les cristaux, disséminés dans la substance corticale, sont des cristaux aciculaires assez analogues, au premier abord, aux cristaux d'urate de soude que l'on trouve parfois dans les reins des goutteux; mais ils ne se dissolvent pas dans l'eau froide, et l'addition d'acide acétique ne met pas en liberté des cristaux d'acide urique, ainsi que cela a lieu lorsqu'il s'agit d'urate de soude. Les cristaux, disposés sous forme de pelotes ou d'éventail, sont, en général, contenus dans l'intérieur des tubuli qui se sont oblitérés sur certains points; ils ressemblent parfaitement aux formes cristallines de la leucine ou de la tyrosine. Dans le tissu intertubulaire, on trouve des cristaux isolés, en général, plus rarement réunis sous forme de faisceaux. Le rein gauche présente des altérations histologiques, analogues à celle du rein droit, mais plus avancées.

Le foie, à l'œil nu, ne paraît pas altéré. Au microscope, les cellules hépatiques sont granuleuses, mais non beaucoup plus qu'à l'état normal. On n'y trouve pas de cristaux analogues à ceux des reins.

La rate est un peu ramollie.

Epanchement séreux dans les plèvres : un litre et demi à droite, un litre à gauche. 300 grammes de sérosité citrine dans le péricarde.

Poumons volumineux, infiltrés de sérosité. Congestion très-forte, étendue, des deux côtés, de la base au sommet.

Cœur volumineux; fibres musculaires pâles. L'hypertrophie porte surtout sur le ventricule gauche qui renferme un caillot fibrineux, blanchâtre, paraissant antérieur à la mort. Valvules saines. Caillot fibrineux dans le ventricule droit; la même chose dans l'oreillette droite.

Poids du cœur, vide de sang, 460 grammes.

Le cerveau n'offre rien de particulier; pas de piqueté à la coupe, état plutôt anémique.

Testicules volumineux non altérés; un peu de liquide dans la tunique vaginale.

Du côté des intestins, des points hyperémiés de distance en distance; pas d'ulcérations.

CHAPITRE VI.

NATURE DE LA MALADIE.

Nous allons aborder dans ce chapitre l'étude de la nature de la maladie, question bien difficile que nous allons tâcher d'élucider.

Niemeyer, Béhier, Jaccoud regardent les oreillons comme une affection purement locale, affectant la région parotidienne : c'est la parotidite idiopathique *a frigore*. Ainsi, pour Jaccoud, c'est l'inflammation primitive de la glande parotide, inflammation dépassant très-rarement la phase de fluxion.

Nous n'admettons pas cette théorie. En effet, prenons les caractères des maladies locales et des maladies générales. Caston, dans son *Traité élémentaire des diathèses* (1867, p. 9), s'explique ainsi : « Dans les premières, un seul organe est atteint. La lésion peut rester isolée ou susciter des souffrances éloignées et sympathiques. Dans les secondes, plusieurs points sont simultanément atteints ; les forces sont affectées, une cause générale a présidé à l'évolution de tous les phénomènes. »

Dans la maladie ourlienne, plusieurs organes sont frappés, organes plus ou moins éloignés les uns des autres et pouvant être affectés simultanément et primitivement. Nous avons vu, en effet, des cas où seulement les testicules étaient pris ; dans d'autres cas, les glandes sous-maxillaires ou sub-linguales seules ; dans d'autres enfin, la lésion, après s'être manifestée sur ces organes, atteignait les parotides. Il y a là certainement l'action d'une même cause générale, n'ayant rien de commun avec une intervention due à la sympathie morbide.

L'affection ne récidive pas ; les oreillons sont contagieux et épidémiques (ce que nous montrerons plus loin dans ce chapitre) ; rien de ceci ne se voit dans les affections locales.

Homans rapporte qu'une femme enceinte eut des oreillons. Elle accoucha d'un enfant atteint d'oreillons. « Les auteurs de la théorie *a frigore* seraient bien embarrassés pour expliquer ce fait » (Laveran).

Cependant, il est des cas où la parotide seule est prise à la suite d'un froid. Mais on ne peut rien en conclure. Tout le monde sait que la diphthérie n'est pas une affection locale. Et cependant on a vu l'angine et la laryngite diphthéritiques survenir après un refroidissement, sournoisement, pour ainsi dire, sans bruit.

Il est aussi bien difficile, dans cette manière d'envisager l'affection ourlienne, d'expliquer les cas où se montrent, soit au début, soit dans le cours de la maladie, des manifestations sérieuses et graves, telles que les symptômes cérébraux, typhoïdes, etc.

Nous ne comprenons pas une affection locale pouvant atteindre successivement ou en même temps plusieurs organes glandulaires, il est vrai, mais dissemblables par leur structure ou leurs fonctions, et dispersés dans l'organisme.

Pour Bergeron, l'oreillon est une affection rhumatismale. « Singulière maladie, dit-il, dont on pourrait dire, si elle n'était contagieuse, qu'elle affecte toutes les allures du rhumatisme aigu, se localisant comme lui de préférence dans les tissus cellulo-fibreux et fibro-séreux, et particulièrement sur celui qui enveloppe les glandes superficielles ; douée comme lui d'une mobilité qui, des parotides, son siége de prédilection, la fait passer brusquement, tantôt sur les enveloppes du testicule, ou sur celles des glandes vulvo-vaginales, parfois même sur les glandes mammaires, tantôt sur les bourses synoviales, sur le tissu fibreux des muscles et sur les méninges, comme lui aussi, n'étant le plus souvent qu'une simple fluxion, mais pouvant se terminer par une phlegmasie franche, par suppuration » (1).

Ce rapprochement est passible de sérieuses objections. La dyscrasie urique n'a jamais été signalée chez des individus atteints d'oreillons, comme elle l'a été si souvent dans le rhumatisme. Quand on les a saignés, on n'a pas constaté l'état couenneux du sang ; dans les oreillons, le cœur n'est jamais pris. Le rhumatisme est diathésique, constitutionnel, souvent héréditaire, lié à une dyscrasie permanente. Il n'est pas l'attribut d'un âge limité ; il n'est ni épidémique ni contagieux.

(1) Bergeron. Rapport à l'Académie de médecine sur les épidémies qui ont régné en France pendant 1865.

M. le Dr Fabre, dans l'épidémie qui a sévi à Commentry, en 1875, rapporte ces faits :

Sur 4 malades, 2 ont présenté une fluxion isolée des glandes sous-maxillaires. Le Dr Fabre a admis, entre ces faits et l'épidémie d'oreillons régnante, une liaison, en se fondant sur les caractères de la tuméfaction, son apparition et sa disparition brusques, et, par dessus tout, sur l'influence épidémique.

Chez 2 autres malades les glandes sous-maxillaires étant prises, la lésion a fini par s'étendre aux parotides. L'auteur note enfin 3 cas où la fluxion des glandes a coïncidé avec les oreillons, au lieu de les avoir précédés.

M. le Dr Fabre termine, en disant qu'il lui semble, qu'à considérer les diverses variétés de glandes atteintes par les oreillons, les unes directement, les autres par *métastase,* on pourrait en faire une sorte de fièvre glandulaire ; glandes en grappes composées comme les salivaires et les mamelles, glandes en tubes composées comme les testicules, glandes à vésicules closes comme les ovaires, glandes en grappes simples comme les grandes lèvres ; toutes les classes de glandes sont tributaires de cette affection.

M. Fabre, discutant donc la nature intime de cette affection, et s'appuyant sur ce fait, que la maladie porte sur les grandes classes des glandes, pense que l'on pourrait en faire une sorte de fièvre glandulaire. Or cette manière de voir ne saurait constituer une théorie, puisqu'elle tend à expliquer une série de phénomènes déjà obscurs en eux-mêmes par une appellation encore plus obscure. C'est là une étiquette mise sur la nature très-difficile à concevoir de la maladie, étiquette qui n'explique rien et ne nous apprend qu'une chose, c'est que, dans les oreillons, les déterminations glandulaires sont multiples. L'an 320 avant Jésus-Christ, Hippocrate le savait déjà.

Peut-être, à la rigueur, cette dénomination aurait-elle un semblant de raison d'être, si l'affection se portait sur des glandes de même nature, glandes en grappes composées, par exemple, ou glandes en tubes; s'il s'agissait, en un mot, d'une maladie analogue à la fièvre typhoïde, qui porte exclusivement son action sur les organes lymphoïdes.

Mais lorsqu'on considère qu'il s'agit de glandes à structure variable, glandes en tubes comme les testicules, glandes en grappes composées, comme la parotide et les mamelles, etc., on ne comprend plus l'appellation de *fièvre glandulaire ;* car on ne s'explique pas comment l'affection n'attaque pas le foie ou le pancréas, par exemple, qui est une glande en grappe.

Cette théorie n'est donc en réalité qu'un changement de dénomination appliqué à la maladie ; nous lui préférons celle d'oreillons, qui a au moins l'avantage d'être connue de tout le monde.

M. Daniel Lamothe, dans sa thèse de Montpellier, 1876, admet que les oreillons sont une fièvre catarrhale : « Les oreillons, dit-il, se développent au sein de conditions météréologiques qui produisent les affections catarrhales. Ils sont souvent une des conditions pathologiques des constitutions médicales de ce nom : tous sont accompagnés ou précédés par des troubles généraux, par de la fièvre, celle-ci présente tous les caractères de la fièvre catarrhale ; mais, comme toutes les localisations catarrhales, les oreillons peuvent être apyrétiques. Les lésions locales consistent en de simples fluxions, en tout semblables aux fluxions catarrhales ordinaires ; superficielles, elles disparaissent quelquefois en un point, pour être remplacées sur un autre, souvent en se multipliant et en atteignant les organes divers, se terminant habituellement par résolution. Les crises, les complications générales ou locales, qui apparaissent dans les oreillons, sont celles que l'on rencontre dans les maladies catarrhales, en général. La chaleur, les sudorifiques, les vomitifs sont les principaux moyens thérapeutiques, employés contre les oreillons et contre le catarrhe.

On a donc prétendu que les oreillons pouvaient être une affection catarrhale, depuis que le professeur Fuster, de Montpellier, a rajeuni des idées surannées, en les appuyant de son autorité. Sans avoir la prétention de réfuter une théorie qui, au milieu d'une multitude de faits, un peu exagérés, présente cependant des considérations justes, nous ferons remarquer que l'état catarrhal est essentiellement de nature inflammatoire, puisque nous le rencontrons, d'après cet auteur, dans bon nombre de phlegmasies d'organes excessivement variables, comme les muqueuses, la peau, les méninges, etc., ce qui est en contradiction avec ce que nous savons sur les oreillons.

De plus, l'origine catarrhale de l'affection n'explique en rien la contagiosité qui nous paraît établie sur des faits indéniables.

Comment expliquer que les oreillons ne se développent dans les casernes, par exemple (voir contagion, fait de M. Bussard), qu'après importation du contage, alors que les vicissitudes atmosphériques avaient déjà développé des coryzas, des bronchites, des embarras gastriques, etc ? Nous repoussons donc l'épithète d'affection catarrhale, appliquée aux oreillons. Les variations de l'atmosphère sont bien, en effet, une des grandes causes mais non univoque de la maladie. Il faut avec cela la coexistence d'un état particulier du sol, en un mot, toutes les causes susceptibles d'engendrer un miasme. Nous renvoyons sur ce point à l'étude que nous avons faite de la nature de la maladie.

Les oreillons sont-ils donc une fièvre éruptive? Cette idée fut émise, pour la première fois, par Pratolongo, puiselle fut négligée. En 1850, M. Rillet la reprit. Dans sa description de l'épidémie de Genève, pendant l'an-1848-49, cet auteur dit : «Mes lecteurs partageront, je crois, mon avis, quand ils se seront assurés que les conditions étiologiques des fièvres éruptives et des oreillons sont identiques. » Les oreillons n'ont que très-rarement atteint les enfants dans le cours des deux premières années. Passé 40 ans, les cas ont été très-rares. Egale prédisposition dans les deux sexes. La contagion, l'absence de récidive, la présence d'une période d'incubation, l'épidémicité, viennent, d'après M. Rillet, à l'appui de son opinion, sur la nature de la maladie. M. Rillet a aussi observé dans le cours de cette épidémie une sorte de roséole paraissant s'éloigner de la roséole vulgaire, qu'on observe dans le cours de l'été, et des grandes chaleurs, dans le cours d'un rhumatisme, où à la suite de la vaccine; tandis que sous certains rapports, elle offrait des analogies avec la rougeole. Ainsi l'éruption débutait par le visage, elle s'étendait rapidement au reste du corps; les taches étaient larges, irrégulières, souvent saillantes ; cette roséole paraissait quelquefois d'emblée, dans d'autres cas, elle était précédée d'une toux sèche mais, pas d'éternuement, de picotement des yeux. Ces prodromes se distinguaient de ceux de la rougeole par leur peu d'intensité, leur brièveté et l'absence de tout symptôme laryngé.

La coïncidence de cette éruption avec l'épidémie d'oreillons semble à M. Rillet la preuve de la nature éruptive de la maladie ourlienne. Trousseau a admis l'opinion de M. Rillet et, dans sa clinique, il s'exprime ainsi : « Les oreillons sont une maladie spécifique que l'on peut, à beaucoup d'égards, ranger dans les fièvres éruptives, où, à l'exemple de quelques auteurs, je les place, en effet. Spécifiques comme elles, comme elles activement contagieuses, elles frappent ordinairement la jeunesse. . . . . , ...

Enfin, et c'est là un fait important, cette maladie ne récidive pas.» Telle est aussi l'opinion de MM. Rillet et Barthez. Ils font observer que les causes étiologiques, des fièvres éruptives et des oreillons sont les mêmes.

Comme les fièvres éruptives, les oreillons règnent, le plus souvent, d'une façon épidémique. Ils donnent l'immunité aux malades atteints. Enfin, les prédispositions d'âge sont les mêmes pour les fièvres éruptives et pour les oreillons.

Le Dr Fehr, dans un travail intitulé : « Ueber das Wesen des Mùmps » s'appuyant sur un certain nombre de faits observés surtout par lui, conclut que les oreillons ne sont en aucune façon une maladie proprement dite des glandes parotides. C'est, dit-il, une variété de fièvres analogues aux fièvres éruptives, présentant avec la scarlatine surtout des rapports assez remarquables. Le Dr Fehr se fonde aussi sur la multiplicité des lésions, sur ce que l'affection se localise souvent sur les glandes sous-maxillaires ou sub-lingnales, sur la coexistence d'épidémies d'oreillons avec des éruptions de rougeole, de variole, de scarlatine; enfin, sur la disproportion qui parfois existe entre la gravité très-grande de l'état général et la bénignité des troubles locaux.

Ces auteurs se basent donc, pour assimiler les oreillons aux fièvres éruptives sur la contagiosité, l'épidémicité, la non-récidivité, et enfin sur ces troubles généraux graves que ne leur peuvent expliquer les troubles locaux légers des oreillons.

Certes, ce sont là de grandes analogies entre les oreillons et ces pyrexies exanthématiques : c'est de ce groupe d'affections morbides que l'affection ourlienne se rapproche le plus. Mais pour nous, ces faits ne suffisent pas pour en conclure l'assimilation des oreillons aux fièvres éruptives.

Les oreillons, ne sont pas non plus comme le dit M. Laveran, la manifestation larvée d'aucune fièvre éruptive connue. Les fièvres éruptives n'ont pris d'extention en Europe qu'au VIe siècle; les oreillons, au contraire, régnaient déjà du temps d'Hippocrate. A part le fait de M. Rillet, les oreillons ne s'accompagnent jamais d'énanthèmes ou d'éxanthèmes : MM. Rillet et Barthez ont cherché s'il n'y aurait pas sur la muqueuse de la cavité buccale une éruption qui se propagerait de là à l'intérieur des conduits salivaires. Ils n'en ont pas trouvé.

« Pour nous en assurer, disent ces auteurs, nous avons examiné avec beaucoup de soin, chez plusieurs sujets, l'intérieur de la bouche, soit au moment de l'apparition de la maladie, soit avant son invasion. Cet examen, ainsi que celui de la gorge (qui n'a pû être pratiqué convenablement au début) ne nous a fourni que des renseignements négatifs. »

Les rapports les plus frappants entre les oreillons et les fièvres éruptives se trouvent. paraît-il dans l'étude des conditions étiologiques. Comme les fièvres éruptives, les oreillons frappent surtout le jeune âge, mais ce point d'étiologie n'est pas constant. En effet, ce sont souvent les enfants et les jeunes hommes qui sont atteints d'oreillons. Tout le monde sait qu'il peuvent se montrer chez les adultes et même chez les vieillards : ceci est rare, mais, enfin, existe.

Mr Caston, dans son Traité élémentaire des fièvres (2e édit. 1872, page 267), définit ainsi une fièvre éruptive : « une fièvre primitive, suivie d'une éruption spécifique et critique. » Or, nous avons vu que dans l'affection ourlienne, tantôt les phénomènes généraux manquent, que tantôt ils apparaissent après la détermination locale, que tantôt enfin, celle-ci se montrait en même temps que les symptômes généraux. Il y a, dans cette allure de la maladie ourlienne une irrégularité de faits, qui ne peut s'accorder avec la définition que nous avons rapportée plus haut, avec la marche régulière et constante qu'affectent les fièvres éruptives.

Enfin, les oreillons ne sont pas une fièvre éruptive, car, jusqu'ici, elle n'a rien présenté de virulent comme la variole (croûte), la scarlatine et la rougeole (larmes).

On n'est donc pas autorisé à mettre les oreillons au rang des fièvres éruptives; et répétons avec M. Colin que « c'est beaucoup plus par leur condition épidémiologique que par leurs accidents cliniques, que les oreillons se rapprochent des fièvres éruptives. »

Le Dr Bouchut attribue les oreillons à une rétention salivaire, due elle-même à l'inflammation catarrhale du canal de Sténon.

Cette explication, admissible, peut-être, dans quelques cas, pour quelques parotides rhumatismales, par exemple, elle ne s'applique pas aux oreillons proprement dits.

L'énanthème observé par M. Rilliet à Genève n'apporte aucun argument en faveur de l'assimilation des oreillons aux fièvres éruptives, et n'infirme en rien nos conclusions à la nature miasmatique et contagieuse de l'affection ; pas plus que les manifestations cutanées de la fièvre typhoïde (taches ombrées, lenticulaires etc.), celles du typhus exanthématique ne sauraient distraire ces affections de la place qui leur revient dans le cadre nosologique, pour les faire rentrer dans la classe des maladies éruptives.

La théorie de la métastase est aujourd'hui jugée, et à ceux qui veulent voir dans l'orchite ourlienne un phénomène métastatique, on peut opposer les faits suivants :

1° Dans l'épidémie de Genève, on constate que l'orchite se montre à n'importe quelle période de la maladie et sans que l'intensité du gonflement parotidien diminue le moins du monde après l'apparition de l'orchite.

2° L'orchite peut être primitive et précéder le début de la tuméfaction parotidienne.

3° L'orchite, enfin, peut se montrer seule comme dans l'épidémie d'Arras, où M. Rizet constatait une orchite ourlienne double sans oreillons. M. Laveran, dans un cas aussi, a observé l'orchite comme seul symptôme.

La diminution du gonflement d'une glande atteinte n'est nullement constante au moment où se produit la manifestation des oreillons sur un autre organe glandulaire; et, lorsqu'elle existe, elle n'est simplement que l'effet de la production d'un mouvement fluxionnaire.

Les métastases classiques ne doivent donc plus être considérées comme des *métastases*, mais comme des manifestations parallèles pouvant précéder, accompagner ou suivre la fluxion parotidienne.

Non-récidivité. — Les auteurs sont unanimes à déclarer qu'une atteinte antérieure d'oreillons préserve, dans l'avenir, de toute récidive.

Au commencement du siècle, Nysten signale l'immunité que confère une première atteinte d'oreillons.

Bégin, en 1834, (Dict. en 15 vol., art. Parot.), déclare que les oreillons n'affectent qu'une fois le même individu.

MM. Rilliet et Barthez, dans le traité des maladies des enfants (page 614), disent qu'un père et ses enfants contractèrent la maladie à laquelle la mère échappa parce qu'elle l'avait eue autrefois. Ils virent aussi un enfaut de 8 ans, qui, ayant pris les oreillons il y a deux ans dans un voyage, fut le seul de sa famille qui, pendant l'épidémie de Genève, fut épargné.

Béhier, malgré sa théorie qui fait des oreillons une affection locale, admet l'absence de récidive.

M. Sallaud (*loc. cit.*) rapporte que, dans l'épidémie qu'il eut l'occasion d'observer, 38 malades interrogés répondirent n'avoir jamais été antérieurement frappés.

Enfin, M. le professeur Colin, dans son cours au Val-de-Grâce, dit que l'atteinte des oreillons constitue une immunité aussi absolue que pour les autres fièvres éruptives.

Il serait inutile de citer bien d'autres faits concluant en faveur de la non-récidivité des oreillons.

Epidémicité. — Bien qu'on ait pu observer quelque

oreillons sporadiques, bon nombre de faits montrent qu'il est beaucoup plus fréquent de voir régner l'affection ourlienne pendant un temps plus ou moins long d'une façon épidémique.

Toutes les observations que nous avons rapportées attestent l'épidémicité des oreillons ; il en est bien d'autres exemples encore dans la science : caractère épidémique qui a frappé les auteurs, même les plus anciens, puisque Hippocrate en parle dans son Traité des épidémies. Il en est de même maintenant, surtout chez les soldats qui sont agglomérés, soumis aux mêmes conditions hygiéniques, aux mêmes impressions extérieures, aux mêmes fatigues, aux mêmes travaux.

Cependant, dans quelques localités froides et humides, comme en Hollande, dans quelques parties de la Suisse, de l'Angleterre, de la Louisane (Eisenmann), la parotide est, paraît-il, endémique. Cela est vrai ; mais dans cette appréciation, n'a-t-on pas été induit en erreur par ce fait qu'une même épidémie d'oreillons est susceptible de se prolonger très-longtemps, comme dit M. Gailhard (*loc. cit.*), et de se manifester par explosions très-atténuées. Du reste, si la maladie paraît sporadique, cela tient, non pas à ce qu'elle se produit par cas isolés, mais à l'allure propre des épidémies ourliennes, qui, au lieu de progresser avec une grande rapidité, s'étendent, au contraire, lentement. Les épidémies d'oreillons se propagent avec une certaine lenteur, comme le dit M. le professeur L. Colin, preuve qu'il y a transmission du germe. La propagation se fait d'une façon moins accusée et moins brusque pour les oreillons que pour les autres maladies épidémiques, comme le choléra, la variole, etc. Leur diffusion est plus rapide.

Les épidémies d'oreillons se localisent dans des limites relativement plus restreintes, le plus souvent, dans un régiment, dans un collége, dans une pension, etc. Cette localisation est un caractère particulier de la spécificité des oreillons : elle passe d'une caserne à l'autre successivement, et on ne l'a jamais vue s'étendre d'emblée sur un corps d'armée tout entier. D'après M. Laveran, les épidémies d'oreillons durent le plus souvent 18 mois, (un été, 2 hivers) dans la population civile des grands centres.

Dans les régiments, la durée de l'épidémie est beaucoup plus courte, quelques mois tout au plus. Cependant l'épidémie a été pandémique sur notre armée en 1875-76 ; mais ceci est un fait exceptionnel. La gravité d'une épidémie n'est pas en rapport avec le plus ou moins grand nombre de malades atteints : une épidémie, frappant un nombre considérable d'individus, peut ne pas donner lieu à des cas graves ; tandis que dans une petite épidémie, on a observé des symptômes inquiétants. De plus, s'il y a des cas où l'affection se manifeste d'une façon plus intense avec des symptômes plus accusés, même plus graves que dans une autre épidémie, il ne faut pas en conclure que l'affection se répandra avec une intensité en rapport avec celle des symptômes observés.

Contagiosité. — Les auteurs anciens comme les auteurs modernes s'accordent à considérer les oreillons comme contagieux. Ainsi, parmi les anciens, Cullen dit : « Cette maladie est évidemment contagieuse. » Telle est aussi l'opinion de Mangor : « Je considère cette affection comme contagieuse, car je ne puis expliquer autrement la transmission de maison en maison d'homme à homme. »

Chez les modernes, MM. Béhier, Peter, Gueneau de Mussy, regardent l'affection comme contagieuse.

Trousseau proclame, dans sa clinique, les oreillons « comme activement contagieux. »

Telle est aussi l'opinion de M. le Prof. Colin. Cependant, Valleix, Bouchut et Vogel, nient la contagiosité, s'appuyant sur la tendance qu'affecte la maladie à se localiser dans certains établissements, dont quelquefois elle ne franchit pas le seuil.

Cet isolement de la maladie, a-t-on prétendu, cette localisation dans certains endroits, ne sont-ils pas des arguments en faveur de la non-contagiosité ? Bien plus, si vous prenez un malade dans ce milieu infecté, si vous le mettez dans un hôpital où se trouveront réunis dans des conditions identiques d'âge, de constitution, de nourriture, une collection considérable d'individus, vous n'y verrez pas relater de ces cas dits *intérieurs*, et qui sont provoqués par l'importation du principe spécifique. Cependant, ces faits ne sont pas suffisants à démontrer que les oreillons ne sont pas contagieux, ou ne peuvent pas l'être. On a invoqué ces arguments contre des maladies dont la contagiosité est bien démontrée. D'après M. le Professeur Colin, certaines fièvres éruptives, manifestement contagieuses, et notamment la rougeole, ne se transmettent pas non plus dans les services hospitaliers, d'un malade à ses voisins. Cela peut tenir « à une participation, dans la pathogénie des oreillons et de la rougeole, et dans les conditions météorologiques, à l'abri desquelles se trouvent plus complètement placés les malades de l'hôpital, ce qui les rend, relativement au moins, réfractaires à ces deux affections.

« Et puis ne sait-on pas combien les vérités médicales, même celles qui sont établies sur les bases les plus solides, ont de peine à être approuvées par tous. Il n'y a pas lieu de s'occuper outre mesure de quelques dissidences et, comme dit spirituellement M. Laveran, il se trouve encore des médecins, pour nier le pouvoir contagieux de la variole; il serait étonnant qu'il ne s'en trouvât pas pour constater celle des oreillons. »

Nous allons rapporter des observations qui démontrent bien la nature contagieuse des oreillons.

Dans l'observation que nous rapportons de l'épidémie de Wiborg, nous voyons ce passage: Cette maladie était contagieuse, car des gens de la campagne qui en étaient attaqués, étant venus à Wiborg, la communiquèrent à des écoliers de l'Université qui logeaient dans la même hôtellerie.

Le Dr Boutellier, dans sa thèse, de Paris, 1866, publie ces faits:

« Une petite fille prend à l'école les oreillons, qui avaient atteint cinq ou six de ses camarades; quelques jours après, sa sœur, qui n'allait point à l'école, a les oreillons, et bientôt la mère est atteinte de la maladie, et cela, dans une maison habitée par un grand nombre de personnes, où cette affection n'existait bien certainement que dans cette famille. »

Trousseau, dans la Gazette des hôpitaux de 1843, a vu une jeune demoiselle quitter son pensionnat pour aller se faire soigner dans sa famille et y porter les oreillons.

Il cite aussi le cas d'un petit malade qui, atteint d'oreillons, quand il entra à l'hôpital Necker, les communiqua à un autre enfant avec lequel il jouait, dans la journée.

Le fait que nous avons rapporté du Dr Homans n'est pas moins probant.

Rilliet, dans l'épidémie de Genève, a observé ceci : « Une jeune fille, étant venue de la campagne, où il n'y avait pas du tout d'oreillons, passait une journée en ville, avec sa parente, qui avait la maladie régnante depuis six jours. Elle se vit atteinte d'oreillons huit jours après son retour à la maison, y communiquait la maladie à son frère, frappé, sans s'être absenté, au bout de quinze jours.

M, Fauquez me communique l'observation suivante qui lui est personnelle :

A la fin du mois de juin 1878, le jeune J. C..., âgé de 11 ans et demi, élève externe au lycée Fontanes, habitant Ville-d'Avray depuis un mois environ, est atteint de malaise général. Céphalalgie, nausées, léger état fébrile avec perte de l'appétit.

Les parents gardent l'enfant chez eux. Il se met au lit. La fièvre augmente, et, le lendemain matin, on remarque un gonflement très-caractéristique de la région parotidienne des deux côtés avec difficulté dans la mastication.

On maintient l'enfant au lit, on administre un purgatif (huile de ricin : 25 grammes) sous l'influence duquel la fièvre baisse, la céphalalgie disparaît ainsi que l'état nauséeux.

Le lendemain, tout malaise avait disparu. L'enfant est tenu dans la chambre, le cou enveloppé d'un foulard garni d'ouate. Au bout de huit jours, tout est terminé, et le jeune J. C... reprend sa vie et son travail habituels.

Cette petite maladie était à peine terminée que sa cousine B. F..., habitant également Ville-d'Avray, âgée de 10 ans, présente exactement les mêmes symptômes avec un peu moins d'intensité.

Même traitement, même terminaison.

Cette dernière n'était pas encore entièrement guérie, lorsque la tante même du jeune C... est prise d'un léger malaise. Elle n'a pas de fièvre, pas de nausées ; seulement de la céphalalgie et un empâtement douloureux de la région parotidienne gauche.

Elle se borne à s'envelopper le cou d'un foulard, afin d'éviter le froid et ne change rien à ses habitudes.

Termination en quatre ou cinq jours.

Sur ces entrefaites, les enfants F..., un jeune garçon de 11 ans et une petite fille de 6, aussi neveux de madame C..., arrivent à Ville-d'Avray avec leur mère, un samedi soir; ils y passent la journée du dimanche.

On garde la petite fille à la campagne pour y passer la semaine.

De retour à Paris, le garçon, élève externe du lycée Saint-Louis, est pris le soir en rentrant de classe de malaise, de fièvre, mal de tête, perte de l'appétit.

La nuit est un peu agitée.

Le lendemain, on le retient à la maison. La région parotidienne des deux côtés devient douloureuse, augmente considérablement de volume; le mouvement des mâchoires est difficile et très-douloureux..

Purgatif (25 grammes huile de ricin).

Séjour dans la chambre.

Enveloppement du cou dans un foulard ouaté.

Terminaison au bout de huit jours environ.

Quand la mère retourne à la campagne, le dimanche suivant elle trouve sa petite fille au lit.

Elle avait présenté, trois jours auparavant, les mêmes symptômes que son frère, mais plus accentués.

Fièvre très-forte, céphalalgie intense, nausées et même vomissements.

Même traitement que les autres enfants.

Terminaison en huit à neuf jours.

Enfin la mère, de retour à Paris, est atteinte à son tour.

Chez elle, comme chez madame C..., état général même.

Mais le gonflement, d'abord limité à la région parotidienne gauche, puis gaghant ensuite la droite, est très-considérable et très-douloureux.

Sous l'influence d'un purgatif et de précautions telles que séjour dans la chambre et entretien d'une douce chaleur sur la région, le tout s'amende promptement et se termine en une semaine environ.

Ces quatre enfants et leurs deux mères ont présenté la marche d'une véritable épidémie.

Quant à son invasion, doit-on l'attribuer à l'influence du sol qui, dans la partie de Ville-d'Avray, habitée par la famille C..., est très-humide et propre, d'après la rumeur, au développement d'affections fébriles ?

Ou faut-il, ce que je crois plutôt, admettre que le jeune C... a apporté la maladie de son lycée où, comme dans plusieurs autres du reste, d'assez nombreux cas s'étaient présentés ?

A cette époque, en effet, on entendait dire de tous côtés qu'un grand nombre d'enfants étaient atteints des oreillons.

Voici enfin un fait inédit qui a été communiqué à M. Laveran par M. le docteur Bussard (1).

« C'était pendant l'hiver de 1874-1875, dans l'île d'Oléron. Les oreillons régnaient dans la population civile. La garnison qui se composait de 250 hommes, casernés dans le château d'Oléron, fut atteinte par l'épidémie au mois de janvier. Le premier soldat qui prit les oreillons avait, quinze jours auparavant, passé plusieurs heures dans une chambre où se trouvaient deux enfants affectés de cette maladie : 4 compagnons de chambrée du premier malade présentèrent bientôt après les symptômes des oreillons, puis la maladie se répandit dans les chambrées voisines ; 28 hommes furent successivement atteints. Ce n'est pas tout : à l'époque dont nous parlons, l'aile gauche du château d'Oléron était occupé par 220 disciplinaires de la marine, soumis naturellement aux mêmes conditions météorologiques que les soldats faisant, quotidiennement et en plein air, des exercices plus prolongés que ceux de la garnison, et parfaitement isolés et n'ayant aucun rapport ni avec la population civile, ni avec aucun des soldats de ligne. Or, aucun disciplinaire de la marine ne fut atteint. »

(1) Laveran. Note lue à la Société médicale des hôpitaux de Paris, séance du 10 mai 1878.

Ces faits se passent de commentaires. En présence de telles preuves on ne peut pas dire qu'il n'y a là que de simples coïncidences. Elles montrent certainement l'influence qu'excerce directement un individu atteint sur d'autres individus sains. Il faut donc admettre la contagiosité des oreillons.

Mais, dans cette maladie, comment se fait la contagion ? Le fait-elle par contact médiat ou immédiat? Le principe morbifique est il contenu dans les larmes, les sueurs les excréta du malade; et, au moyens de ces principes matériels, se transporte t il de l'homme affecté à l'homme sain?

La contagion se fait-elle par l'absorptiou pulmonaire ou cutanée des émanations morbides que le malade exhale auteur de lui ? Il paraît probable que c'est par les voies naturelles que le poison pénètre dans l'économie ; et ce poison spécial, emporté par le torrent circulatoire, va porter son action sur certains organes comme les parotides, les testicules, etc. Le raisonnement seul conduit à ces conceptions. Le poison oureilleux est insaisissable, mais il existe; et, si nous ne pouvons le connaître, non plus que le poison de la typhoïde, par exemple, son existence est établie d'une façon indéniable par des faits positifs et certains, par l'observation des affections qu'il engendre.

Nous allons rechercher maintenant si ce poison est un virus ou un miasme?

Le poison ourlien est-il un virus ou un miasme? L'étude que nous avons faite précédemment de la contagiosité, de l'épidimicité, et de la non-récidivité de la parotide, prouve suffisament que nous avons affaire à une maladie infectieuse. En d'autres termes, les cas de contagion démontrent qne la maladie est provoquée par l'introduction dans l'organisme d'un poison morbigène qui l'infecte et qui le modifie. La question à résoudre maintenant et la suivante: Est-ce un virus? est-ce un miasme?

Tout d'abord, il est bien démontré qu'il s'agit d'un poison venu de l'extérieur et qu'en dehors de certaines conditions determinées et décrites aux causes prédisposantes, la maladie ne peut naître isolément. Les cas prétendus isolés, comme nous l'avons dit plus haut, ne sont que des petites épidémies à forme lente. Ceci posé, nous admettrons avec tous les auteurs, que les poisons introduits dans l'organisme peuvent provenir de deux sources.

Lorsqu'ils naissent en grande partie de milieux inorganiques, lorsque la production du poison peut se rattacher à un état déterminé du sol, à certaines vicissitudes telluriques et climatériques, à une hauteur spéciale de la nappe d'eau souterraine, à une température connue, et, en général toujours identique, il prend le nom de miasme. Lors qu'au contraire il est élaboré, dans d'autres organismes, soit humains, soit animaux, il prend le nom de *contage*.

Si la maladie, pour prendre naissance, exige un contact immédiat, un rapport direct de l'individu sain avec un individu infecté, si la maladie n'est transmisible d'aucune autre façon ; le contage s'appelle alors un virus, ou contage fixe. Dans tous les autres cas, le contage est diffusible.

Les maladies infectieuses, ainsi groupées d'après la notion étiologique, peuvent être réparties en :

Miasmatiques (fièvre intermittente).

Virulentes (charbon, variole).

Contagieuses (rougeole, scarlatine).

Mais, en dehors de ces groupes, il en est un quatrième; c'est le cas où la maladie, apres avoir pris naissance sous une influence miasmatique, détermine par son action sur l'individu infecté la production autochthone d'un poison de même genre, qui pourra se transmettre par contage diffus à un autre individu: Tels sont, par exemple, le choléra, la fièvre jaune, le typhus, etc.; cette classe de maladie dite miasmatico-contagieuse.

Le mode de propagation de ces agents infectieux, virulents, miasmatiques, ou contagieux se fait par des mécanismes variables.

1° Contact direct avec des individus infectés; contamination par les autopsies, par les débris animaux; tels que les dépouilles provenant de bestiaux morts du charbon.

2° Contact indirect ou médiat par les objets appartenant aux malades, tels que pieds de literie, linge, matières fécales, etc. Un contact indirect curieux a été rapporté par M. Jaccoud dans le *Bulletin de l'Académie de médecine*, 1877; c'est la transmission par le lait de certaines affections, comme la typhoïde, la scarlatine.

Le sol est une cause qui transmet assez fréquemment le poison.

Les agents infectieux, suivant leur nature, pénètrent par des voies différentes dans l'organisme. S'il s'agit de contage fixe, de virus, celui-ci ne pénètre dans l'économie que par effraction du tégument externe ou de l'épithélium des muqueuses; en un mot, par inoculation.

Lorsqu'au contraire, il s'agit de contages diffusibles, c'est par l'atmosphère ou par les liquides qu'ils s'introduisent. Leur introduction s'effectue alors, soit par la muqueuse de l'appareil pulmonaire, soit par la muqueuse des voies digestives. Nous laisserons ici complétement de côté le mode dont s'effectue cette pénétration.

Nous allons chercher maintenant, étant connues les conditions étiologiques dans lesquelles se développe l'affection ourlienne, dans quelle classe de maladies infectieuses il convient de la faire rentrer.

Nulle part, on n'a constaté que les liquides organiques d'un malade atteint d'oreillons, comme les larmes, la salive, le sang, etc., eussent la faculté de transmettre la maladie à des individus sains. Il n'y a jamais eu d'infection par inoculation. On ne saurait donc admettre qu'il y ait là un virus transmissible et reproductible; en d'autres termes, la maladie n'est pas virulente.

Est-elle miasmatique? Tout semblerait le démontrer. D'abord, elle prend naissance pendant les périodes froides et humides de l'année, en automne et en hiver, plus rarement au printemps; alors que le sol est nu, que l'atmosphère est humide et froide, que la nappe d'eau souterraine, grossie par des pluies abondantes, atteint son niveau maximum. Le poison prend donc naissance dans des conditions telluriques et climatériques spéciales. La genèse est donc celle d'un miasme.

Mais s'agit-il d'une maladie purement miasmatique, et incapable de reproduire dans l'organisme contaminé le contage qui l'a engendrée? agit-elle à la manière de la fièvre intermittente qui s'épuise et meurt sur l'individu transporté d'une région à malaria dans une localité non maremmatique, sans jamais se reproduire sur d'autres organismes? Nous ne le croyons pas. L'épidémie d'Oléron, les faits dus à MM. Rillet et Barthez, le fait d'Homans et d'autres encore, démontrent suffisamment que la transmission peut se faire à distance par un individu infecté. Nous sommes ainsi amenés à conclure que le poison des ourles est à la fois un miasme et un contage diffusible, et que cette maladie doit être rangée dans la classe des affections miasmatiques et contagieuses.

CHAPITRE VII.

1° *Anatomie pathologique de la détermination parotidienne.* — L'anatomie pathologique reste entièrement à faire : on ne sait rien sur la nature anatomique et le siége de la lésion. La maladie est bénigne ; par conséquent pas d'autopsie. M. Rillet vit succomber un gendarme atteint d'oreillons, mais il fut emporté par la tuberculose. M. le professeur Colin fit aussi l'autopsie d'un soldat de la garde républicaine qui, dans le cours de ses oreillons, succomba à des accidents albuminuriques. Mais ces cas, dans lesquels la mort est survenue par complication, ne peuvent être de nature à donner des notions précises sur le siége et la manière d'être anatomique de l'affection ourlienne.

Il y a bien des théories, mais ce sont des conceptions plus ou moins justes, plus ou moins spécieuses de l'esprit qui, n'étant fondées sur aucun fait positif, ne peuvent avoir que la valeur d'hypothèse : c'est moins encore, c'est une erreur. Il n'y a pas d'autopsie, et la question de siége, dit Jaccoud, demeure lettre close. Ce n'est pas une raison, parce que l'affection évolue rapidement, pour qu'on puisse déterminer le siége de la lésion dans le tissu cellulaire, dans le parenchyme même de l'organe ; car, c'est dans l'un ou l'autre de ces tissus que les théories tendent à localiser la lésion. Cependant, il en est d'autres qui, ne voulant pas se compromettre, disent que le tissu cellulaire de la glande elle-même, les vaisseaux et les ganglions lymphatiques sont atteints.

Voici, en résumé, ces diverses théories :

Roche, dans le Dictionnaire en 15 volumes, dit : « C'est avec raison que l'on désigne aujourd'hui cette affection sous la dénomination de *parotite* ou *parotidite*; elle s'étend sans doute fréquemment aux autres glandes salivaires ; sans doute aussi, le tissu cellulaire de la région parotidienne et sous-maxillaire participe souvent à l'inflammation. Mais son point de départ le plus constant, son siége principal et souvent exclusif, existe dans la parotide ; c'est donc bien une *parotidite*. »

Bégin, dans le même volume, dit : « La phlogose qui constitue la maladie réside manifestement plutôt dans les ganglions lymphatiques, dans les tissus cellulaires lamineux et dans le tissu cellulo-fibreux qui entourent et recouvrent la glande, que dans le tissu propre de celle-ci ; bien qu'il soit inexact de prétendre que, dans des cas spécialement très-graves, celui-ci soit toujours étranger à la maladie. »

Pour Valleix, c'est la glande qui est atteinte ; pour Grisolle, c'est le tissu cellulaire de la région parotidienne. Telle est aussi l'opinion de MM. Rillet et Barthez.

Diagnostic, pronostic. — Le diagnostic est facile. Cependant au début, alors que manque encore tout symptôme local, on pourrait croire qu'on va se trouver en présence d'une fièvre éruptive. Cependant, en examinant avec soin le malade, on verra manquer les symptômes spéciaux au début de ces pyrexies exanthématiques. Puis, la prompte apparition de la tuméfaction parotidienne confirmera bientôt le diagnostic, sur la voie duquel, dans beaucoup de cas, l'épidémicité mettra immédiatement le praticien. Cette épidémicité qui, comme le dit M. Laveran, permettra de distinguer la parotidite épidémique et contagieuses des formes de parotidites qu'on peut réduire à trois :

1° Parotidite idiopathique sporadique ;

2° Parotidite secondaire ;

3° Parotidite dyscrasique.

La parotidite idiopathique ou encore rhumatismale est consécutive à un refroidissement ; elle n'a rien de commun avec l'affection que nous étudions.

Le diagnostic entre la parotide épidémique et la parotidite secondaire ne sera pas difficile. La parotide secondaire, en effet, s'observe dans le cours d'un travail phlegmasique aigu des muqueuses buccale ou pharyngée, telles que stomatite, angine, amygdalite.

L'inflammation se propage par continuité de tissu, par le canal de Sténon. L'ostéo-périostite, la nécrose, la carie des maxillaires, les affections inflammatoires du sinus maxillaire et de l'oreille, peuvent donner lieu à des parotides secondaires. La présence de ces lésions montrera la vraie nature de l'affection locale. Du reste, dans cette parotidite la tuméfaction parotidienne est unilatérale : les oreilles affectent le plus souvent les deux parotides.

Enfin, dans la parotidite secondaire, les symptômes locaux sont bien plus accentués que dans la parotide et ont un aspect franchement phlegmasique.

Quant à la parotidite dyscrasique, elle se développe dans la période de déclin des maladies graves, telles que le typhus, la fièvre typhoïde, la variole, le choléra, la pyohémie, etc., parotidite se terminant le plus souvent par la suppuration, même par la gangrène de la glande, maladie d'un pronostic grave ; qui vient compliquer les affections dans le cours desquelles elle se montre. Cette parotidite est donc secondaire et entourée d'un cortége de phénomènes locaux et généraux intenses. Rien de tout cela dans les oreillons. Le diagnostic pourrait être hésitant si les oreillons se trouvaient compliqués des accidents typhoïdes que nous avons signalés ; mais le doute sera d'une courte durée, car ces accidents se dessinent ordinairement rapidement ; de plus, avec un examen attentif, on remarquera que ces symptômes ont, avec les maladies qu'ils simulent par ces accidents cérébraux, une analogie imparfaite. « Le tableau symptomatique, dit M. Laveran, est presque toujours incomplet, et bientôt une détermination locale fait cesser l'incertitude. »

Il serait bien difficile de confondre les oreillons avec une tumeur scrofuleuse ou carcinomateuse de la parotide.

Dans l'érysipèle de la face, la tuméfaction n'est pas localisée ; la peau est rouge, œdémateuse, douloureuse à la pression.

Le pronostic de la tuméfaction ourlienne est très-favorable. Elle se termine, dans la grande majorité des cas, par résolution. Les accidents graves sont rares, et ces phénomènes inquiétants, qui viennent troubler la marche de la maladie, se dissipent rapidement. Cependant, les deux exemples de complication ont entraîné la mort.

Diagnostic de l'orchite ourlienne. — L'orchite ourlienne est généralement très-facilement reconnue : la douleur et le gonflement testiculaires rapides, se produisant dans le cours d'oreillons, font facilement rapporter l'affection testiculaire à la véritable cause. Cependant, la nature de l'orchite sera plus difficile à reconnaître quand cette maladie précédera les oreillons, ou ne sera observée qu'après la disparition de la fluxion parotidienne. Mais, dans l'orchite oureilleuse, l'organe malade n'a pas la dureté, la pesanteur et la sensibilité qu'il présente dans le cas des phlégmasies franches; la fièvre est moins intense et la glande séminale conserve sa forme naturelle. De plus, ce sont les testicules eux-mêmes qui sont atteints, l'épididyme et le canal déférent ne participent pas au gonflement, sauf de très-rares exceptions. Ils ne sont pas indurés comme dans la blennorrhagie.

L'orchite oureilleuse ne suppure jamais; la résolution est la règle, et les symptômes s'amendent en général très-simplement et vite.

Dans l'orchite traumatique, la tumeur est inégale, bosselée, offrant comme des noyaux indurés, entremêlés d'espaces plus souples, plus mous. Du reste, il y aura le plus souvent, dans ce cas, hématocèle, soit vaginale, soit pariétale. L'orchite traumatique se termine fréquemment par suppuration, ce qui n'est pas le cas de l'orchite ourlienne. Du reste, les commémoratifs et l'absence d'épidémicité, aideront singulièrement au diagnostic.

La présence de douleurs, de picotements dans l'urèthre, l'apparition au méat d'un liquide muco-purulent analogue à celui de la blennorrhagie, pourront faire penser à l'orchite blennorrhagique, mais dans ce cas la tuméfaction se montre d'abord le long du cordon, dans l'épididyme, qui sont d'ordinaire le siége d'affections blennorrhagiques. Ces organes sont le siége d'une douleur extrêmement vive, plus intense que celle des oreillons. L'évolution de la tuméfaction a une durée d'une quinzaine de jours, souvent de plus. La résolution est traînante, les parties atteintes restent souvent indurées pendant plusieurs mois. La queue de l'épididyme peut rester indéfiniment dure et bosselée.

Dans les oreillons, rien de pareil; ils frappent la glande elle-même et non l'épididyme; les douleurs sont moins vives, le gonflement et l'écoulement disparaissent sans laisser aucune trace.

De même que pour les parotides, la fluxion testiculaire peut être précédée de symptômes cérébraux ou méningés. Mais, comme nous l'avons dit pour la parotide, l'apparition de l'orchite dissipera rapidement les doutes, et les symptômes graves observés montreront, comme nous l'avons dit précédemment, les différences fondamentales avec les symptômes vrais de la méningite ou de l'encéphalite.

Le pronostic a été traité dans la description de l'orchite ourlienne.

Quant à l'uréthrite, elle accompagne l'orchite ourlienne, et son diagnostic est fait par celui de l'orchite.

Diagnostic de l'ovarite et de la vulvite. — On peut douter quand la jeune fille n'est pas réglée; la congestion ovarienne peut bien être causée par un travail physiologique, tendant à amener la production des règles; ce qui pourrait bien être le cas de la jeune fille cité par le Dr Meynet, la congestion des parotides pouvant être produite par une fluxion simplement supplémentaire ou compensatrice de la congestion ovarique cataméniale insuffisante.

M. le professeur Peter, dans la Gazette des hôpitaux, 1868, cite le fait d'une jeune femme de 22 ans, chez laquelle la fluxion ovarique périodique a été remplacée tantôt par un gonflement parotidien, tantôt par un thrombus de la vulve à chaque époque de ses règles.

Au moment des règles, le diagnostic est donc difficile; mais enfin, il est rare que celles-ci présentent des symptômes comme ceux que nous avons notés dans la description de l'ovarite. En dehors de l'époque menstruelle, la production des oreillons et l'épidémicité feront tout de suite reconnaître la nature de la lésion.

La vulvite ourlienne sera reconnue par les mêmes commémoratifs; de plus, les parties atteintes ne présenteront pas les mêmes symptômes locaux que présente la vulvite franchement inflammatoire; celle-ci, en effet, a tous les caractères du phlegmon. Le gonflement produit par l'affection appelée thrombose de la vulve, s'observe le plus souvent chez les femmes enceintes, par suite de la compression qu'exerce la tête fœtale sur ces parties. On a alors les symptômes d'un épanchement sanguin, qui n'ont rien de commun avec ceux qui sont propres à la vulvite des oreillons.

Quant au diagnostic et au pronostic des autres manifestations ourliennes, nous les avons traitées en même temps que les symptômes de ces affections.

Prophylaxie des oreillons.— La maladie générale des oreillons étant bénigne le plus ordinairement, les mesures prophylactiques à prendre sont-elles moins sérieuses que celles que nécessitent la rougeole, la variole, la méningite cérébro-spinale épidémique, par exemple. Cependant, l'affection ourlienne est contagieuse. Il faut donc prendre des mesures pour éviter la transmission : l'orchite ourlienne qui en résulte très-souvent a, par elle-même, une assez grande gravité, puisqu'elle peut amener l'atrophie testiculaire. On ne saurait donc prendre trop de mesures prophylactiques. En temps d'épidémie, on conseillera à un individu, à une famille, de prendre les soins nécessaires pour éviter la contagion ; et, si dans une famille un membre est atteint d'oreillons, on fera bien de le séparer immédiatement des enfants restés indemnes. On préposera surtout au malade, des personnes auxquelles une atteinte antérieure aura conféré l'immunité, et qui se trouveront dans des conditions d'âge qui les mettront à l'abri du mal. On éloignera prudemment des sujets malades, ceux qui auraient été, depuis peu de temps, atteints par une fièvre éruptive.

Pour éviter les progrès de la maladie, on isolera les malades ; dans une caserne, où l'affection mettrait pour quelques jours au moins hors de service un grand nombre d'hommes, il faudra atténuer l'encombrement et envoyer le plus rapidement possible les hommes malades à l'infirmerie du corps, ou mieux à l'hôpital, et ne pas évacuer les hommes sur d'autres casernes où ils dissémineraient les germes de la maladie. On pourra, dans les chambrées, essayer la purification au moyen d'antiseptiques volatiles, comme l'acide phénique, le mélange de chlorure et d'hypochlorite de chaux, etc., antiseptiques destinés à atteindre le poison dans l'atmosphère.

Traitement. — La maladie évoluant, en général, très-simplement, et ne mettant presque jamais en danger les jours du malade, on pourra se borner à des précautions purement hygiéniques

Dans les cas légers, les malades garderont le lit, à l'abri du froid et de l'humidité. La tuméfaction parotidienne sera couverte d'une couche de ouate, après qu'on aura appliqué sur la tumeur, soit de l'huile d'olive, soit de l'huile de camomille; s'il y a trop de douleur, on mettra sur la tuméfaction des cataplasmes ou bien des liniments, soit laudanisés, soit belladonés.

Quand la résolution se fait lentement ou tarde à paraître, on peut, comme le conseille M. Laveran, faire des frictions mercurielles locales. S'il y a de la fièvre, on prescrira le lit, la diète, de la limonade citrique comme boisson; au besoin, du sulfate de quinine à la dose de 0,25 à 0,50 centigrammes. En cas d'embarras gastrique, un éméto-cathartique, purgatif léger, comme le citrate de magnésie, l'eau de Püllna, l'huile de ricin.

En présence d'accidents nerveux, plus effrayants que dangereux, on emploiera des révulsifs; les pédiluves sinapisés soulagent beaucoup les malades sans les affaiblir. Les excitants diffusibles et les sudorifiques amèneront de bons résultats. Ainsi, on pourra recourir aux infusions aromatiques, acétate d'ammoniaque au jaborandi. On pourra aussi avoir recours aux dérivatifs sur le tube intestinal. Les émissions sanguines locales, qui augmenteraient l'anémie de la convalescence, seront rarement pratiquées.

Si cette anémie survient, il faut donner aux malades le quinquina et le fer.

M. Gailhard, dans sa thèse, dit que l'on peut employer avec succès le chlorate de potasse pour hâter la résolution des engorgements parotidiens et sous-maxillaires, et faire disparaître, par l'excitation salivaire, la sécheresse pénible de la bouche et de l'arrière-bouche qui accompagne si souvent les engorgements.

Le traitement de l'orchite ourlienne est simple; le malade gardera le repos au lit; les testicules seront relevés sur le ventre au moyen d'une compresse fixée à un bandage de corps : il faudra toutefois éviter toute espèce de compression. Cette situation élevée des bourses suffit souvent seule à guérir en quelques jours ces orchites. Cependant, il est utile de donner au malade quelques purgatifs et d'appliquer des cataplasmes simples ou laudanisés. Si la résolution tarde, il faut s'adresser aux frictions mercurielles.

Peut-on s'opposer à l'atrophie du testicule? Grisolle conseille de faire, sur les bourses, des applications topiques excitantes, soit avec l'alcool camphré, soit avec du baume de Fioraventi. L'électrisation a été employée, mais, comme le dit Duchenne, de Boulogne, on ne devra employer que des courants modérés intermittents, sous peine de voir se développer des névralgies intenses et rebelles.

Quant à l'uréthrite, on pourra pousser à l'intérieur du canal de l'urèthre quelques injections émollientes, soit avec de eau de guimauve tiède, soit avec une infusion de têtes de pavots.

Les malades atteintes d'ovarite garderont le repos au lit. Le traitement consistera aussi en l'application d'un cataplasme laudanisé sur le ventre, puis friction avec une pommade résolutive comme : Onguent napolitain, 10 gr.; extrait de belladone, 2 gr.

On donnera à la malade des purgatifs légers : eau de Sedlitz, eau de Püllna, huile de ricin, etc.

La vulvite peut guérir très-bien sans traitement; ce qui, par exemple, est arrivé dans le cas de M. Fournier que nous avons relaté. On pourra toutefois faire des applications locales de cataplasmes de fécule ou de compresses imbibées de liquides émollients.

Dans le cas de mammite, on pourra soutenir les mamelles avec de la ouate et un bandage de corps, et appliquer sur les seins des topiques émollients.

Cependant, l'affection peut guérir seule, ce qui est arrivé pour une des malades du Dr Trenel dont nous avons cité l'observation.

Quant aux complications du côté des organes digestifs et respiratoires, quant aux manifestations du côté de la conjonctive et de l'œil, elles nécessitent le traitement ordinairement employé pour ces affections.

CONCLUSIONS.

I. Les oreillons ne sont pas une maladie locale.

II. Les déterminations multiples qu'ils présentent ne sauraient être mises sur le compte de la métastase.

III. Bien que se rapprochant jusqu'à un certain point des fièvres éruptives, ils ne sauraient être placés au rang de ces dernières.

IV. Ils naissent dans des conditions telluriques et atmosphériques, en partie connues, en partie indéterminées.

V. Le poison qui les engendre est un miasme et se reproduit chez l'individu infecté qui peut le transmettre à des individus sains de manière à développer des foyers épidémiques.

En résumé, ils sont une maladie générale et épidémique, miasmatique et contagieuse.

Paris. — A. PARENT, imprimeur de la Faculté de Médecine, rue M.-le-Prince, 29-31.

NOUVELLES PUBLICATIONS DE LA LIBRAIRIE V. ADRIEN DELAHAYE ET Cie

Des diarrhées chroniques, et de leur traitement par les Eaux de Plombières par le docteur Bottentuit, ancien interne des hôpitaux de Paris, rédacteur en chef de la *France Médicale*, médecin consultant aux eaux de Plombières, etc. in-8° 2 fr.

Guide médical aux Eaux de Plombières, par les docteurs Bottentuit et Hutin, avec 18 gravures et un plan des environs. Edition Diamant, reliée 3 fr.

Traité pratique des maladies des reins, par S. Rosenstein, professeur de clinique médicale à Grœningue, Traduit de l'allemand par les docteurs Bottentuit et Labadie-Lagrave, 1 vol. in-8. .... 10 fr. »

Cartonné .... 11 fr. »

Le diabète sucré et son traitement diététique, par A. Cantani, professeur et directeur de clinique médicale à l'Université royale de Naples. Ouvrage traduit et annoté par le Dr H. Charvet. 1 vol. in-8, avec 3 planches. Broché ..... 8 fr. »

Maladies chirurgicales du pénis, par J.-N. Demarquay, chirurgien de la Maison municipale de santé, membre de l'Académie de médecine. Ouvrage publié par les docteurs G. Vœlker et J. Cyr. 1 vol. in-8, avec figures dans le texte et 4 planches en chromolithographie. Broché .... 11 fr. »

Cartonné .... 12 fr. »

Leçons de clinique médicale, faites à l'hôpital de la Charité, par le professeur Jaccoud. 1 fort vol. in-8 de 878 pages, avec 29 figures et 11 planches en chromolithographie, 3e édition, avec un joli cartonnage en toile .... 16 fr.

Leçons de clinique médicale, faites à l'hôpital Lariboisière par le professeur Jaccoud 2e édit. 1 vol. in-8 accompagné de 10 planches en chromolith. Cartonné. 16 fr.

Traité d'anatomie descriptive, avec figures intercalées dans le texte, par Ph.-C. Sappey, professeur d'anatomie à la Faculté de médecine de Paris, etc. 3e édition entièrement refondue, 4 vol. in-8. 1876-1877 .... 60 fr.

Cartonné .... 65 fr.

Quelques exemplaires sur papier velin .... 80 fr.

Leçons de clinique obstétricale, professées à l'hôpital des Cliniques, par le Dr Depaul, professeur de clinique d'accouchements à la Faculté de médecine de Paris, membre de l'Academie de médecine, rédigées par M. le Dr De Soyre, chef de clinique, revues par le professeur. 1 vol. in-8, avec figures intercalées dans le texte .... 16 fr. »

Clinique médicale, par le Dr Gueneau de Mussy, médecin de l'Hôtel-Dieu, membre de l'Académie de médecine, etc. 2 vol. in-8 .... 24 fr. »

Traité pratique des maladies du larynx, précédé d'un Traité complet de laryngoscopie, par le Dr Ch. Fauvel, ancien interne des hôpitaux de Paris. 1 vol. in-8, avec 144 figures dans le texte et 20 planches, dont 7 en chromolithographie. Broché .... 20 fr. »

Cartonné .... 21 fr. »

L'ancienne Faculté de médecine de Paris, par M. Corlieu. 1 vol. petit in-8, de 283 pages. 1877 .... 5 fr. »

Les causes de la gravelle et de la pierre étudiées à Contrexéville pendant neuf années de pratique médicale, par Debout. 1 vol. in-8 de 138 pages avec 32 figures dans le texte. 1876 .... 3 fr. »

Essai sur les variations de l'urée et de l'acide urique dans les maladies du foie, par Genevoix. In-8 de 107 pages. 1876 .... 2 fr. 50

Traité d'anatomie pathologique, par M. Lancereaux, professeur agrégé à la Faculté de médecine de Paris, médecin des hôpitaux, etc. Tome 1er. Anatomie pathologique générale. 1 fort vol. in-8 de 838 pages avec 267 figures intercalées dans le texte. 1877. 20 fr. Cartonné .... 21 fr. »

Leçons sur les affections de l'appareil lacrymal comprenant la glande lacrymale et les voies d'excrétion des larmes, par MM. Panas et Chamoin. 1 vol. in-8 avec figures dans le texte. 1877 .... 5 fr. »

Leçons cliniques sur les maladies du cœur, professées à l'Hôtel-Dieu de Paris, par M. Bucquoy. *Troisième édition*, 1 vol. in-8 de 170 pages, avec figures dans le texte, cartonné en toile. 1873 .... 4 fr. »

Leçons cliniques sur la syphilis étudiée plus particulièrement chez la femme, par M. Alfred Fournier, professeur agrégé, médecin de l'hôpital de Lourcine. 1 fort vol. in-8 avec tracés sphygmographiques. 1873. Br. 15 fr. Cart. .... 16 fr. »

Frascator : la Syphilis, 1530 ; le Mal français, 1546, par M. Alfred Fournier ; traduction et commentaire. 1 vol. in-12 de 210 pages. 1870 ... 2 fr. 50

A. Parent, imprimeur de la Faculté de Médecine, rue M.-le-Prince, 31.

www.ingramcontent.com/pod-product-compliance
Ingram Content Group UK Ltd.
Pitfield, Milton Keynes, MK11 3LW, UK
UKHW020349230726
13925UKWH00003B/1028